癫狂的医学

从野蛮到文明的另类医学进化史

苏上豪○ 著

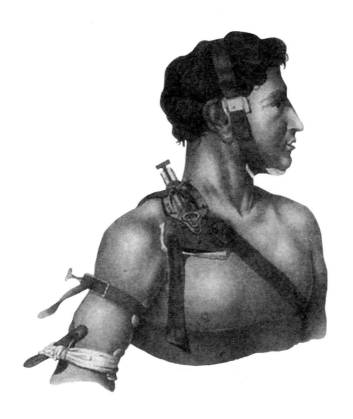

中国出版集团
现代出版社

版权登记号：01-2014-6851

图书在版编目（CIP）数据

癫狂的医学 / 苏上豪著 . —北京：现代出版社，2015.10
ISBN 978-7-5143-3642-9

Ⅰ. ①癫… Ⅱ. ①苏… Ⅲ. ①医学—通俗读物
Ⅳ. ① R-49

中国版本图书馆 CIP 数据核字（2015）第 091539 号

本书由大邑文化授权
本书仅限于中国大陆地区（不含港澳）发行，不得销售至其他任何地区。

癫狂的医学

作　　者	苏上豪
责任编辑	周显亮　张　霆
出版发行	现代出版社
通讯地址	北京市安定门外安华里 504 号
邮政编码	100011
电　　话	010-64267325　64245264（传真）
网　　址	www.1980xd.com
电子邮箱	xiandai@vip.sina.com
印　　刷	三河市南阳印刷有限公司
开　　本	890mm×1240mm　1/32
印　　张	8.875
版　　次	2015 年 10 月第 1 版　2015 年 10 月第 1 次印刷
书　　号	ISBN 978-7-5143-3642-9
定　　价	35.00 元

版权所有，翻印必究；未经许可，不得转载

· 推荐序 ·

引领入时空之作

台湾心脏学会理事长　叶森洲

很少有书，可以让我先放下世界杯足球赛，一气呵成，把它读完。

医学科普最困难的，是要有敏锐的嗅觉，寻找它要传达的讯息和它的读者。最好是像白居易的诗，老妪能解，不然，也要"举头望明月"，一目了然。科普，"普则普矣，如何科之"？苏医师的这本书非"鱼与熊掌"之难，实则兼而有之。以平常事件、日常对话，导引入历史足迹，超越时空，回到现在的轨道，其考证之功，已非寻常，解惑之力，更见功夫，在这本书，随手可得。例如，他在《罩不罩得住》单元中，谈起当年SARS侵袭中，许多人做慢跑运动时，还戴着

N95口罩，可见误解之可怕。在幽人一默之中，却不着痕迹地介绍了口罩的发展和新兴流感的侵袭。

　　这本书传达了通用的语言，如姓"叶"的医师、"叶"太太和"叶克膜"在近代医学的发展；"屁眼"和大肠直肠外科的进展；罗斯福总统的血压高300/190mmHg，对比台湾心脏学会倡导低于140/90mmHg为治疗目标，唤起人们对高血压、脑中风的认识。所以不仅是医师、医学生适合读此书，以贯古通今，所有关心自身及家人健康的民众，都值得读它一读。

· 推荐序 ·

开心聆听铁与血之歌

"中研院"台湾史研究所副所长　刘士永

在所有的临床医学领域中,外科和用药的历史一样悠久。当远古的人们试图从身边找寻舒缓病痛的药物时,他们几乎也在同时拿起斧刃刀,企图在自己的身上进行割除与修补。然而,在没有现代麻醉与消毒技术的年代里,外科医师不仅因终日与血污为伍而遭贬抑为"理发师——外科医师"(Barber-Surgeon),临床上也仅能与时间竞赛,抢在病人因失血或疼痛而进入休克前,以快、准、狠的手法完成手术。这样的景况,即便是到了16世纪军事外科名医帕雷(Ambroise Paré)的时代依然如故。直到19世纪末,随着物理学、化学的发展及细菌学说的兴起,麻醉术与消毒术才让外科医师有了喘息的机会，得以好整以暇地操刀，甚至是在手术台上有了一丝的幽默感。感谢现代医学的进步，让外科医师可以在忙碌的职业外，还能保有幽默的心情与笔耕的精力，也让苏上豪医师这本《铁与血之歌》（《癫狂的医学》的原名）得以问世。

苏上豪医师悠游于开膛世界可不是第一回了，他的上一本书《开膛史》早已在科普书界引起了广大的回响。在这本书里，上豪医师秉持他生活化的铺陈与幽默的笔调，将外科医师的生活与外科的历史，活灵活现地展现在读者的眼前。和一般生硬冰冷的医学史教科书不同，原本应该索然无味的外科史在《癫狂的医学》中，却是当下诊间对话的延伸，或是现实生活里灵光乍现后的追根究底，字字读来趣味盎然。在诸多有趣的议题中，我留意到其中有一些部分涉及医师自我动刀的经验，如美国外科医师伊凡·欧尼尔·肯恩（Evan O'Neill Kane）以及苏联南极的科学考察站驻站医师兰尼德·洛克索夫（Lenoid Rogozov），自行完成"阑尾切除术"的故事，不由得让我想起皮寇弗（Clifford A. Pickover）的《医学

| 推荐序 |

之书》(The Medical Book)当中，也有《为自己动手术》的一章。尽管皮寇弗早已是盛名在外的科普作家，但对于本地的读者来说，上豪医师的笔触更将读者的惊叹，从几乎类似冷眼旁观奇人逸事般的角度，拉近到寻常人等都有兴趣的疑问上：为什么外科医师看起来都很跩？或是，小赖的人鱼线！

尽管象牙塔内医学史研究蔚然成风，作为医学人文教育核心课程之医学史也在白色巨塔里日益受到重视。但对于除了看病拿药，绝不跟医界沾上半点关系的芸芸众生来说，阅读医学史以换得调剂身心的功效，还不如观看各式影集，如美国影集《急诊室的春天》(ER)、《怪医豪斯》(House, M.D.)、《实习医生》(Grey's Anatomy)，或日剧《急诊室医生系列——救命病栋24时》、《医龙——Team Medical Dragon》等来得实际。不仅仅是大学以外的人们，这样的心态其实也在我开设的医疗史课堂上，如鬼魅阴影似的游移不去。对一个教授医学史的老师来说，如何把历史融合在学生的生活经验中，始终是一个无可避免的挑战。所幸医界里有这么多文采奕奕的人物，从朱乃欣、赖其万、侯文咏，到本书作者苏上豪医师，让我在医学史知识的传授上有借力使力的空间，也免去自己靠随堂点名提问，来驱赶学生瞌睡虫缠绕的窘境。

日前参观了在日本上野公园的国立科学博物馆展出，由日本医史学家联合策划的"医は仁术"（医者，仁术也）特别展，其中在展示日本外科源流的结语中有这么一句话："医は不仁の术务めて仁をなさんと欲す"（医者乃以不仁之术，行仁之所欲），鲜血淋漓且"不仁"的外科于焉披上了"行仁术"的崇高理想。相较于那个特别展的正义凛然，这本《癫狂的医学》可让苏上豪医师"兵不血刃"地在读者身上行仁术。因为书中篇章处处可见的狡黠，往往让人会心一笑。对于读者而言，看完本书所能获得开心的程度，大概就能少去几分请开膛医师问诊的风险吧！

· 自序 ·

听见医疗史的心跳声

记得就读医学系五年级的时候,我终于第一次有了去医院见习的机会,实际去接触病患,而不再只是课堂上或教科书里的"舞文弄墨",钻研那些被写在纸上的冷冰冰的学问。

为了那次去医院见习(说实在的,现在想想有点儿像"朝圣"的感觉),我可是煞费苦心。首先,我将从学校配发来的医师服送去清洗与整烫,因为将它从仓库提领出来时,除了散发着令人不敢恭维的化学药剂味道之外,长期堆放的结果,也使得它有如酸菜干一般,这会让第一次穿医师服的我,看起来没有医师的架势与尊严,被病患看到就不称职了。

其次，我花了一笔不小数目的现金，订购了美国莱特曼（Littmann）公司生产，当时最新型、最火红，专门为心脏科医师设计的听诊器。老实说，我在那时候根本不知道如何判读心音，但总觉得肩膀上晃着一条光鲜亮丽的听诊器是相当酷炫的事情，让自己被别人看起来有那种"一夫当关"的气势。

当天到了医院实际接触临床工作，就知道自己准备的功夫似乎有些弄错了方向——见习医师只是在前辈医师的指导下，袖手旁观看着病人，静静听着那些前辈们嘴里朗朗上口的病理学检查结果、诊断臆测和疾病的治疗与预后。一点儿临床经验也没有的我，听起来是相当吃力，心情上更是惶恐，所以遑论有什么收获了。

等到我和其他同学，鱼贯走近对着我们袒胸露背的病患，在指导医师要求下聆听病患的心跳声时，我才惭愧地发现，自己新买的听诊器不过是种装饰品，充其量是个新买的玩具。

| 自序 |

指导医师光是看了病患的样子，拿出听诊器听了他的心跳声，随便问几句相关病史的重点之后，很快就知道病患出了什么问题，开始滔滔不绝介绍了病患身上该有的临床表现，以及要注意的检查方向，当然也洋洋洒洒念出了一大串专有名词与必须考虑的鉴别诊断。而我只是像"鸭子听雷"般，静静杵在当场，被吓得说不出话来，当然也不敢发问。

第一次在"临床殿堂"所受到的洗礼，不只是感官上的震撼，也深深暴露了自己薄弱的知识与爱慕虚荣的心态。

二十几年过去了，现在的我虽然也可以像其他的前辈医师一样，简单地接触一下病患，聊一聊他们的临床要求与病史，利用听诊器聆听了心跳声之后，就可以大概臆测出病患的临床诊断是什么，知道下一步要安排什么检查，去证明我的想法。不过见习的第一天，那个青涩的"见习医师"在病床前的体验，依旧深深烙印在我的心底，提醒自己不要轻忽任何一个可能的疑问，因为没有深刻投入临床工作再加上努力充实自我,是无法顺利找出病患们痛苦的根源的。

同样的情形也发生在我"医学科普散文"的写作上。一开始我很容易沾沾自喜在"皮毛问题"上的讨论,像《谁是外科麻醉第一人》或是《外科医师的祖师爷》这类冷饭热炒的题目,只对于单一医疗史的事件有所侧重,不过随着我研读的资料的增多,更加深入去发掘医疗发展历史上各种事件的源头时,那种心虚与惶恐的心情,又浮上了心头。

因此,这次出版的文章,不管在深度与广度上我都下了功夫,试着挖掘隐藏在医疗史背后的面貌。例如谈到"古柯碱",我找到了在欧洲医学史上有关它几百年的空白;谈到急救的演进,不只点出了英法与德国之间的矛盾,也介绍了我们用来练习急救的女人偶叫"安妮"的由来;还有我找出了20世纪毒品泛滥的美国,他们巧妙利用了"种族歧视"的理由,立法来遏制毒品的流通,巧妙掩饰了政府的无能;当然我也不忘提出有趣的

自序

例子,告诉读者,为什么"征露丸"是治百病的药丸,也是麦克阿瑟将军在第二次世界大战后,可以稳定接管日本的原因。

希望借由我的笔,像是训练有素、经验丰富的心脏科医师所使用的听诊器一样,带领大家聆听潜藏在医疗史下的心跳声,品评个中的兴味。

目 录
Contents

- 推荐序　引领入时空之作 / 001
- 推荐序　开心聆听铁与血之歌 / 003
- 自　序　听见医疗史的心跳声 / 007

Section 1. 死神的刀锋 001

我不入地狱，谁入地狱 / 002

"起死回生"术 / 011

假死与巫毒药 / 021

猝死的总统 / 029

血压的苦恼 / 038

被滥用的局部麻醉药 / 046

罩不罩得住 / 056

慈悲的杀戮 / 066

Section 2. 亡者的脉搏 075

搭起救命之脉 / 076

接通心脏的桥 / 083

脑死也有价值 / 090

叶太太的由来 / 098

心肺机大跃进 / 106

福尔摩斯与心肺复苏术 / 113

永不停止的疫苗战争 / 124

Section 3.

药命相对论 133

姜医师的神奇药布 / 134

被撞裂的大动脉 / 145

仙山里的药 / 154

瓣膜选择的两难 / 162

维生素是救星？ / 173

失焦的维生素 / 184

人鱼线 / 191

Section 4.

杏林狂想曲 201

果真有屁用 / 202

西施得了什么病 / 210

保险不保险 / 216

医疗的图腾 / 224

女医师 / 232

医院的遗迹 / 239

"救护"的真意 / 248

外科医师的条件 / 258

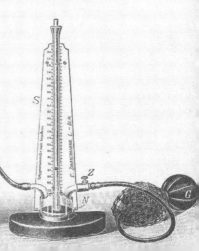

死神的刀锋

Section *1.*

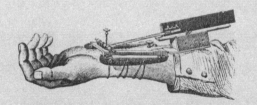

我不入地狱，谁入地狱

我从小就对神农氏的故事很着迷，觉得他实在太厉害了。

故事里说，在上古时代，人们因为乱吃东西而生病，甚至丧命，而且瘟疫横行，动不动就死一堆人。为了解决这些问题，神农氏开始亲尝百草，希望找出各种能吃与不能吃的植物，以及可以作为药用的物种等。

传说他有一条红色的神鞭，称为"赭鞭"，用以鞭打各类花草，把它们的药、毒、寒、热等特性显现出来，他也可以据此尝其津液，作为佐证。

神农氏是个容貌奇特的人，虽然身材削瘦，但除了四肢和头，身体其他部位都是透明的，只要吃下有毒的东西，相应的内脏会呈现黑色，因此就可以知道它对于人体哪些部位有影响，以及毒性的轻重。不过这种行为却给他带来了不小的风险，就像《淮南

Section 1. 死神的刀锋

子·修务训》中提到神农"尝百草之滋味……一日而遇七十毒",其状况不可不谓惨烈。

最后,神农氏因为经年累月尝百草而使身体"积毒过多",再加上有一天吃到了剧毒的"断肠草",无法可解,于是便一命呜呼,以悲剧收场。我之所以对神农氏的故事着迷,不是因为他的特殊长相,而是他那种如佛家所言"我不入地狱,谁入地狱"的高贵情操。正因为他这种精神,中国古代的医馆、药行都视他为守护神。

神农氏这种以自己的身体作为"实验"对象的方式,在医疗史中,可以发现相当多的医师有相同的精神——在照顾病患之余,让自己的身体经历风险,为的就是找出治疗疾病的方法。

虽然这样的行为不值得鼓励,但确实有医师因此而得到诺贝尔医学奖——他就是澳大利亚的巴瑞·马歇尔(Barry Marshall)医师。

故事要回溯到1979年,澳大利亚有位病理科医师约翰·罗宾·沃伦(John Robin Warren)以高倍显微镜观察慢性胃炎与消化性溃疡(胃溃疡、十二指肠溃疡总称)病患的检体,发现有细菌一样的蓝绿色物体紧粘着上皮细胞,所以他觉得上述的疾病似乎和"细菌感染"有着密切的关系。

可是这种发现并不符合当时主流的医学概念,因为自巴斯德

（Pasteur）证实有细菌存在以来，医界普遍认为胃里是没有细菌的——细菌被人类吞入胃里，其中的酸度根本让它们无法生存。但是沃伦并不在意，努力在相似的检体中找出证据，想推翻这个根深蒂固的古老观念。

1981年，沃伦和当时在澳大利亚伯斯皇家医院（Royal Perth Hospital）担任肠胃科主治医师的马歇尔相遇，他第一次听到细菌会导致慢性胃炎与消化性溃疡的概念。起初马歇尔对沃伦的研究并不感兴趣，碍于情面提供了一些病患的胃黏膜切片给沃伦，但随着检体的样本愈多，马歇尔惊讶地发现，沃伦可能是对的。

经过一段时间的努力，这种会致病的细菌——幽门螺旋杆菌（Helicobacter Pylori）被培养了出来。为了证明它和慢性胃炎和消化性溃疡有关系，1984年，马歇尔勇敢地喝下了培养皿中含有细菌的发臭肉汤。

喝下肉汤的三天里，马歇尔并没感到任何不适，但稍后几天他就开始逐渐有恶心伴随着呕吐的症状，他的妻子则抱怨他有"腐臭"般的口气。而10天后的胃镜及切片检查，则证实细菌已造成他的胃里发生弥漫性的发炎。

马歇尔经过了短时间的治疗，胃溃疡与发炎的状况就完全康复，但另一位和他同时吞下发臭肉汤的伙伴莫里斯（Morris）医师就没有那么幸运，花了好几年才痊愈。

| Section 1. 死神的刀锋 |

1984年,英国的医学专业期刊《刺胳针》(*The Lancet*)报道了沃伦与马歇尔的研究结果,开始引起医界的注意。花了整整8年的时间,顽固的医界才逐渐接受这一概念,启动了以抗生素治疗幽门杆菌,再加上制酸药物对抗消化性溃疡的治疗模式。

上述的故事听起来有"现代版"神农氏的味道,其研究也获得主流医界的肯定——马歇尔和沃伦得到了2005年诺贝尔医学奖。

但是,尘封在医学史中,有更多不为人知的"自我实验"的例子。其中有一件悬案,或者应该说是奇案比较恰当,牵扯到一位英国历史上有名的医师约翰·杭特(John Hunter),有人还以"科学的殉道者"(martyr to science)来赞美他。关于这件事的来龙去脉,我想在这里说个分明,以理性客观的角度,解读这个历史"疑云"。

杭特是18世纪英国最有名的外科医师,其研究范围非常多元而且声誉卓著。他是第一位探讨牙齿生长及其疾病的医师,因而有了"现代牙医学之父"的称号;他醉心于病理标本的解剖,独到的观察开创了日后解剖病理学的先河;他同时也研究枪伤、性病、消化学、胎儿生长及人体的淋巴系统等,留下许多影响后世深远的著作。

鉴于他的伟大成就,英国政府在他死后买下他所有的著作与标本，特别成立了博物馆。并且每年在博物馆和英格兰皇家医学会举办"杭特讲座"（Hunterian Oration），邀请当时有名的学者演讲。

因为杭特实在太有名了，所以他死后仍有许多他生前的事迹被拿出来讨论，一个是他拖了二十几年的心绞痛（anginapectoris），以及他可能以自己为对象，作为"感染梅毒"后的身体观察。杭特从四十几岁就受胸痛所苦，所以这件事常被大家拿来讨论，学者多以心绞痛来归咎其原因。会有这样的论点，应该是源自于他死后的解剖验尸报告里，那些跟石头一样，"用刀也割不开的冠状动脉"。

不过他死后一百多年，有两位学者开始另类思考，认为是梅毒造成他的"血管硬化"。

开第一枪的是1911年在杭特讲座里演讲的欧文（Owen）医师，他认为杭特的冠状动脉血管硬化来自梅毒，而且他死前那几年动不动就胸痛的罪魁祸首也是梅毒。不过欧文医师的看法并未激起广大的涟漪，参加讲座的医师们多不以为然，把它当成是茶余饭后的笑谈而已。

但是在1925年时，达奇·包尔（D'Arcy Power）医师又旧案重提，信誓旦旦指出杭特的冠状动脉硬化就是梅毒导致。原因是当时已开始研究统计梅毒长期并发症的病理表现，主动脉被梅

Section 1. 死神的刀锋

毒感染造成的发炎与膨大的血管瘤（aneurysm），已被认定是梅毒的特征之一，冠状动脉的硬化自然也被达奇混为一谈。

另外达奇医师提出的佐证，是杭特在 1786 年的著作《性病的论述》（*A Treatise on the Venereal Disease*）中有个实验，它被引用来说明杭特以自己的身体投入了梅毒感染的实验，作为研究治疗的"白老鼠"。

原来，当时杭特也在研究性病，不过他自始至终有个错误的观念，认为"淋病"与"梅毒"是同一个疾病，只是有两种不同的病征。于是在 1767 年 5 月，杭特开始了下列的实验，而且将它整个过程记录在著作里：

用沾满淋病病源分泌物的柳叶刀，在阴茎的龟头及系带上扎两个洞……当天是星期五，在接下来的星期六，上述两个地方奇痒无比，持续到下星期二……

接下来描述的生殖器被感染的样子，以现代的眼光看，实验者得的是"梅毒"而不是"淋病"。至于为何会有这种结果，除了主持实验的杭特将两者混为一谈外，还有一种可能是得了性病的人通常是"混合型"感染，淋病之外，也有感染梅毒的可能，所以被杭特采集淋病病源的病患，应该也是这种情况。

杭特花了三年的时间，以含汞的药膏与电烧灼治好了实验对象，而且还在著作中以"非一般感染的模式"来形容上述的实验。

达奇医师就是根据这一记载来说明杭特以自己为实验对象，在染上梅毒后，再将它治愈，然后联结到他的心绞痛是梅毒长期的并发症。这一论述，在日后还得到多位名医，诸如辛格（Singer，1928年）、罗素（Russel，1939年）、格罗恩（Gloyne，1950年）以及格瑞（Gray，1952年）等的附和。

所以有人以"代价太高"、"对科学的殉道"来评价杭特，但事实是如此吗？恐怕值得商榷。

首先，上述的人体实验并没有明确指出是杭特本人。依据杭特的习惯，若有任何病情和实验牵扯到他本人，都会用第一人称——"我"来叙述，这点和被达奇视为"自我实验"的梅毒患者不一样。因为其中三年的病程记录，完全没有出现任何一个"我"字，明显和杭特的习惯有很大的出入。

第二是杭特死后的遗体解剖，并没有发现任何有关感染梅毒后体内器官特有的变化。这份报告是1794年由埃弗拉·荷姆（Everard Home）医师执笔，里面提到杭特的冠状动脉硬化得非常厉害，至于罹患梅毒后，生殖器、大动脉血管炎与膨大的典型表现，在报告里一点蛛丝马迹也没有。

根据上述的说明，达奇医师"梅毒造成的冠状动脉硬化"的

| Section 1. 死神的刀锋 |

论证,就把杭特说成是"自我实验"的梅毒染病者,似乎有误导之嫌。但我们也不需苛责他,因为他处的时代,梅毒还没有抗生素可以治疗,完整的病因及病理解剖学还未建立完成。

虽然杭特没有为科学殉道,不过医疗史上确实有位人物为了疾病研究而让自己染病,最终牺牲宝贵生命,那就是秘鲁的英雄人物克丹尼尔·阿尔西斯·克立勇(Daniel Alcides Carrión)。

在19世纪70年代,秘鲁为了输出安第斯山的矿产,修筑了一条从靠海的首都利马(Lima)到山区奥罗亚(La Oroya)的铁路。可是在建筑此铁路的工人及修理维护的工作人员身上,发现不少人罹患了怪病,不只会发烧,还有贫血及黄疸的现象,死亡率高达50%以上。于是有人就用"奥罗亚热"(Oroya fever)称呼它——因为它不会在利马当地及更高的山区被发现,只有在山谷地区才有。

有趣的是,同一个山谷也流行另一种称为"秘鲁疣"(verruga peruana)的疾病,一般会造成发烧及关节痛,之后皮肤会留下类似血管瘤的疣,这种病症在奥罗亚热之前就已流行了好几个世纪。

医界早在19世纪末期就对这两种疾病有论战,有人认为它们是同一疾病的两种不同病征,因为罹患奥罗亚热的病人若没有死亡,一段时间也会出现秘鲁疣。

1885年8月,秘鲁首都利马圣马可斯大学(San Marcos University)的医学生克立勇,也认为奥罗亚热和秘鲁疣是同一个疾病,于是他把一些病人的疣割开,抽出其中的血,注射在自己的皮肤内。不幸的事情就发生了:4星期后,他开始发烧,而且病情愈来愈厉害,甚至无法亲自执笔详细记录病情,不久黄疸及贫血也出现了,终于在"自我实验"的第三十九天病逝,用他的生命证实了奥罗亚热和秘鲁疣是同样的疾病。

1909年,秘鲁医师艾伯特·巴顿(Alberto Barton)发现此病的细菌;1913年,哈佛大学教授李奇·斯顿(Richard Strong)率领的团队在南美调查时,证实了上述两种病其实是一样的,呼应了克立勇的假说。

秘鲁政府曾颁布法令,追赠克立勇是国家英雄(Héroe Nacional),秘鲁有以他命名的学校、广场及林立的铜像,纪念他伟大的情操。

从神农氏谈到医疗史上三位有关自我实验的人物,这些人绝对不是少数,在网络搜寻里,还可以发现更多类似的自我实验的医师,我称这些人为继承了神农氏的灵魂,不管他们是悲天悯人,或是舍身殉道,也许你可能会说他们是"自残"。但我相信,在任何一个时代,都会有这样的人出现,毕竟想成为医师的人,骨子里或多或少都会有牺牲奉献的DNA物质在身上蠢蠢欲动吧!

| Section 1. 死神的刀锋 |

"起死回生"术

不知本土剧有什么魅力，常让不少和我母亲一样的婆婆妈妈每天守在电视机前等着收看。虽然电视台不断推出新剧，不过里头的剧情结构一直重复老哏，不断出现冗长无聊的桥段，但仍不影响观众对它们的厚爱。所以，即使是嘴里不断咒骂，演出时间到了还是会让她们像着魔一样，打开电视满怀期待。对于这些本土剧我是敬而远之。不是怕自己看上瘾，而是受不了当中很多洒狗血的荒谬剧情。尤其是牵涉到"医疗专业"的场景，常被改编成类似马戏团的娱乐片段，以吸引观众朋友的注意。关于这点，总会让我愤愤不平，好几次想打电话去电视台痛骂那些无聊及惹是生非的编剧。

最胡扯的剧情莫过于一则《电击活人》的报道。

据报道指出，为了刺激收视，某电视台的本土剧安排了一场男女主角在救护车上的对手戏。男主角为了骗女主角回家,在机场假装心脏病发作,被送上了救护车,而女主角和男主角打赌,若是可以装病被送到医院,就算他赢,会乖乖跟着他回家。

上了救护车,女主角说服车上的医护人员对男主角施予电击急救。男主角满脸狰狞,咬牙强忍第一次电击,但还是撑了过来。随后,女主角要求将电力开到最大,男主角因为受不了而举白旗投降。

看了这则报道,我觉得那些编剧简直疯了。为了吸引观众,提高收视率,竟然做了不仅是错误而且是最坏的演出,除了表现出对医疗专业的"无知"之外,也误导了民众对于心脏"电击治疗"的认识,把它看成是娱乐大众的马戏。

基于上述的理由,我觉得有必要把电击心脏(cardioversion)(其实目前应该叫心脏整流术)这个治疗方式有关的历史脉络做个整理,以正视听,避免错误的讯息被散播。

人类对于"电"这个仅能感觉而没有实体的现象,一直保持着高度的兴趣。早在公元前 6 世纪,希腊学者麦里特斯(Miletus)就发现,用布摩擦琥珀后,会吸引如羽毛等轻小对象——他成为了历史上第一个记载"静电"的实验者,所以"电"这个字起源于希腊字的"琥珀",也是这个原因。

| Section 1. 死神的刀锋 |

在中国，公元 3 世纪的晋朝张华所著《博物志》里，也有如此的记载："今人梳头著髻时，有随梳解结有光者，亦有咤声。"

这里所说的情况，应该是头发因为梳子的摩擦而产生静电，所发出的闪光与噼啪之声。

另外还有一个西方航海史的传说"圣艾尔摩之火"（St. Elmo's fire）更是有趣。

早期的水手在狂暴的雷雨中航行，常看到船只的桅杆上发出火花的现象，在他们脱困之后，认为是船员的守护圣人圣艾尔摩（St. Erasmus of Formiae）显灵，所以才会称它为圣艾尔摩之火——这其实是雷雨中强大的电场造成空气离子化的现象，而在导电中放出了强光。

上述的历史记载，说明人们只能透过叙述某些特定的现象，间接感受"电"造成的现象，直到莱顿瓶（Leyden jar）的发明，才使得电学的研究向前迈进了一大步。

1745 年，荷兰莱顿大学教授莫斯程布鲁克（Musschenbroek）成功地利用盛水的玻璃瓶来储存电荷，并将结果于 1746 年发表在法国皇家科学院的学报上，之后一位法国物理学家诺莱特（Nollet）将该玻璃瓶命名为莱顿瓶。

虽然莱顿瓶的实验可以促进当时的电学研究，但是在医学的研究上却乏善可陈，一开始它也只是娱乐人们的表演方式：人们利用莱顿瓶的火花杀死老鼠和母鸡，点燃火药和酒精。而诺莱特更在巴黎圣母院外，用储满静电的莱顿瓶，让七百多个修士同时被电击跳了起来，以取悦当时的法国国王路易十五。

至于有系统地将电用于生物的研究，首推1775年丹麦的科学家彼得·阿比高德（Peter Abildgaard），他以母鸡作为实验对象，针对它们身体各部位电击，借此观察其反应。结果他发现电击母鸡的头部时，往往造成母鸡死亡，但是在母鸡没了气息后，接着电击它的胸部，竟使得部分母鸡又活了过来，所以彼得就认为"电"里面隐藏了某种"起死回生"的魔力。

也难怪1778年，英国人查尔斯·凯特（Charles Kite），对一位坠楼而濒临死亡的三岁小女孩儿施予电击，竟然让她因此活了过来。之后的费尔（Fell）医师亦得到类似的经验，于是他就在1792年的《君子杂志》（Gentleman's Magazine）上，画下了人类史上第一部"电击器"的雏形。

接下来这种"死马当活马医"的医疗作为虽然效果并非十分显著，但它仍如鬼魅般挥之不去，尤其在1802年的时候，英国的人道协会（Royal Humane Society）竟然提出了建议：对那些濒死的患者可以施予电击，借以分辨"真的死亡"或是"快要死亡"，作为接下来治疗的参考。

而19世纪，人类研究恶性心律不齐有了重大的进展，靠着

| Section 1. 死神的刀锋 |

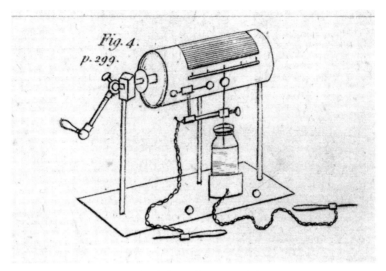

图1 "电击器"的雏形（图片来源：美国心脏协会）

多位医师如路德维希（Ludwig）、霍法（Hoffa）、约翰（John）、麦维廉（Mcwilliam）等的努力，了解到许多人的猝死并非心跳停止（standstill），而是由于心室颤动（ventricular fibrillation，VF）造成的休克。当时的研究也发现，电流通过人体时会诱发VF，有两位学者——普雷沃（Prevost）和巴泰利（Batelli）观察到，高电量通过人体可以让VF转变成正常的心律。可惜他们忽视这个发现，以至于用电击治疗恶性心律不齐的机会往后拖延了数十年。直到20世纪初，电开始进入人类的生活，才又受到重视。

当时电力设备的保护措施并不是很好，有很多人因为触电发生了意外，甚至死亡。于是在纽约爱迪生电力公司（Consolidated

Edison Inc.）的赞助下，约翰·霍普金斯医院（The Johns Hopkings Hospital）的奥赛罗·兰沃西（Orthello Langworthy）医师以及工程师威廉·考恩霍（William Kouwenhoven）两人开始研究，期望找出那些遭受触电意外而产生 VF 病患的治疗方式。最后发现交流电对于此类病患的疗效较好，而接续的费里斯（Ferris）于 1933 年在绵羊身上发现，经由胸腔的体外交流电电击方式不失为治疗 VF 患者的良方。

不过，前述的研究成果仅仅是动物实验，有关交流电电压的多寡，以及施予人身上时间的长短并没有标准作业流程，所以只能将此治疗方式视为纸上谈兵。直到一件发生在手术室的意外事件，才使得对心脏实施直接的"心律不齐电击"露出曙光。

1947 年，美国俄亥俄州的克里夫兰大学医院（University Hospital of Cleveland）外科医师克洛德·贝克（Claude Beck）正替一位 14 岁的小男孩儿动手术。正当一切大功告成准备缝合刀口时，小男孩儿却因为麻醉药物造成休克而没了血压。贝克医师当机立断，切开他的胸腔，直接用手进行了心脏按摩。

经过 45 分钟的努力，小男孩儿的血压非但没有起色，心电图反而出现 VF 的现象，贝克医师无计可施，只好用简陋的器材接上交流电，替小男孩儿做了直接的心脏电击，竟然救活了他。

此次成功的经验，不只让贝克医师的朋友詹姆斯·兰德三

| Section 1. 死神的刀锋 |

世（James Rand Ⅲ）成功制造了第一部使用于人身上的"体内心脏电击器"，更引领了诸如波士顿的保罗·索（Paul Zoll）、巴黎的福瑞德·萨克托（Fred Zacouto）等人仿效，开发了体外使用的交流电式心脏电击器，变成了治疗恶性心律不齐的一个重要工具。

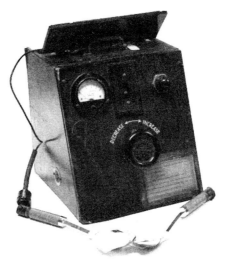

图2 贝克医师的体内心脏电击器（图片来源：美国心脏协会）

但是，交流电在使用上有不少缺点，除了电量的选择与作用范围无法确定之外，安全性不稳定也让使用的医师有所顾忌。因此在波士顿的彼得·布莱根医院（Peter Bent Brigham Hospital）服务的伯纳德·劳恩（Bernard Lown）医师，于1961年开始以直流电取代了交流电的使用，结果发现它的效果与安全性远超预期，终于让18世纪彼得提出"电"能够"起死回生"的魔力，出现在医院里生死攸关的场面，大大提升了由于恶性心律不齐病患濒临死亡时的存活率。

可惜很多猝死的病患都是在医院外发病，无法及时通过医院里的心脏电击器抢救,于是刺激了英国人约翰·哥德斯(John Geddes)以及法兰克·潘曲(Frank antridge)两人在1966年设计了可携式直流电式电击器,不过当时这台机器净重70千克,需要车子搬运,使用上很不方便,终于在1971年,一个净重只有3.2千克的相同机器,才在法兰克·潘曲和约翰·安德森(John Anderson)以及美国太空总署(NASA)合作下,顺利诞生并批量生产。

如今,在许多人潮聚集的场所,依法令规定需配备AED(Automated External Defibrillator),即"自动体外去颤器",是经过了几十年的研究与急救方法的改进所结合的产物,目的是使看到路边发病的人,即使不会使用,也能利用AED内简易的图解教学,拯救因为VF而造成濒临死亡的病患。

行文至此,还有两件事必须说明一下,才能让我这篇有关"电"的医疗史事没有缺漏和遗憾。

第一件事是本书为了让说法通俗浅显,使读者易懂,一直用"电击"来说明对心脏的"电气"治疗,其实这种说法是比较不恰当也很恐怖的,凸显不出医疗的专业与涵养。英文里的"cardioversion",应该翻译成"心脏整流术"较合适,避免使人将治疗误解成"触电",产生毛骨悚然的错觉。

第二件事是历史上的论战。因为大家可能会把历史上第一

| Section 1. 死神的刀锋 |

次使用直流电做心脏整流术的功绩算在劳恩医师身上，但早在1952年，苏联的莫斯科第二医科大学医学院年轻的医师纳姆·古尔基（Naum Gurvich）就发明了全世界第一部直流电式心脏整流器，而且是体内与体外两者皆可使用的机型，整整比欧美医学界早了10年。直到1958年，美国极具影响力的参议员汉佛（Humphrey）到莫斯科访问时，才惊讶于苏联在急救医疗方面的进步，回国之后力促美国政府投入更多的经费与人力，加强急救的相关研究。但是汉佛的作为并没让古尔基的发明广为西方世界所知，所以劳恩医师仍被视为这一治疗方式的鼻祖。

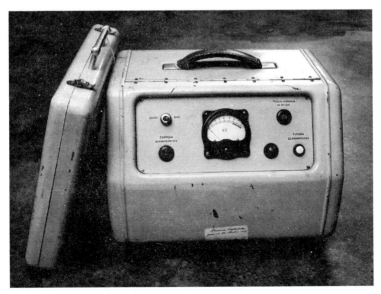

图3　全世界第一部"直流电式心脏整流器"（图片来源：美国心脏协会）

为了一解本土剧洒狗血剧情的愤愤不平，着手整理了心脏整流术的历史发展，了解到是触电与开刀房里的意外，才加速了这项治疗方式发展的脚步，其中的艰辛过程，不仅在临床的教科书里鲜少提及，遑论公共卫生教育！希望我的书能让读者对这项看似简易，但充满学问的医疗过程有更深刻的认识，也多少能澄清影视剧节目带来的负面教育。

| Section 1. 死神的刀锋 |

假死与巫毒药

为了帮忙就读高中的儿子准备英文课外作业,我把书架上那几本尘封多年的莎士比亚名著又拿了出来。

多年之后再去翻阅年轻时绞尽脑汁苦读的文学名著,已不像当时那么吃力,除了语言造成的隔阂改善了之外,更重要的是,我不必像儿子一样,为了努力获得高分,拼命寻找一些有名的、简单的片段来利用,失去欣赏佳作的雅兴,而去配合老师不近人情的要求。

若说重读这些作品,我会有什么不一样的收获,答案可能会让许多人惊讶。因为它并不是来自高潮迭起的剧情,或是莎士比亚那些发人深省的独白,而是我儿子不经意提出的一个问题。

也许是遗传了父亲职业的敏感性,听到儿子问题的一刻,确实还有那么点儿压力:

"爸，朱丽叶从劳伦斯神父那里得到的假死药，到底是什么成分？"

"没有这种假死药！"我斩钉截铁地回答道。

我的压力并不是来自世界上是否真的有让人吃了会造成"假死"的药，而是必须向他解释医学上所谓"死亡"的定义，因为了解它的定义，就知道根本没有这种药物存在。

传统上医疗认定的死亡，并不像电视剧里用手摸摸脉搏，看看瞳孔大小，听听是否有心跳声就草草结束。

"死亡"的认定是相当严谨的。

确定一个人死亡，第一个条件就是没有"生命征象"，也就是心跳及呼吸完全停止，而且血压必须完全"归零"。这些征象的停止需要用仪器测量，有很多的临床经验告诉我们，人在弥留的时候，气息、脉搏及心音可以十分微弱，微弱到可以骗过任何一位技术熟练的医护人员，因为人类的感官功能对于死亡的判断有不可避免的缺陷。

第二个条件是要有一定时间的观察，只是这种时间的观察必须考虑到病患的病情以及急救作为是否持续施予。但是不管怎么观察，根据医学研究显示，心跳、血压完全停止超过5分钟，人类的脑部就有不可逆的损伤，即使有机会救回来，可能也变成了植物人。

| Section 1. 死神的刀锋 |

了解我说的条件之后,大家一定对于我们传统的"守灵"习俗有了不一样的体悟,因为这样的习俗或许来自多次误判先人死亡的经验,为了避免把还有机会活命的人下葬,多观察几天还是好的。

正因为"死亡"的确定是如此严谨,所以要宣布一个人死亡并非易事,即使是有经验的医护人员,一念之间,有时也可能造成不同的结局。有两个亲身经历的故事,都是我在做住院医师时发生的事件,在此提出来分享。

碰到的第一例病患正巧是我值班的时候,护士急 call 我到他的床边诊视,希望我能下个决定,让在旁边焦急等待的家属心里有谱。

病患因为癌症末期而签署了"放弃急救声明"(英文缩写成 DNR,即 Do Not Resuscitate 的缩写)——不管是病患本人还是家属们,都已经心平气和静待那最后一刻的到来,但唯一的条件是希望病患留口气回到家里。

由于病患的身上已经没有什么侵入性监测器材,护士小姐是在几次量不到血压之后才呼叫我的。我到达时,发现病患已经意识昏迷,呼吸也很微弱,基于常理判断,应该就是那种"可以留最后一口气回家"的情况,于是就依了家属的请求,请他们尽早把病患送回家。

原本以为这段值班送终的故事就到此结束，没料到隔了两天又在医院的长廊与家属不期而遇。一开始我以为他是来医院办理死亡诊断书，但一问之下，才知道病患又回来住院了。因为病患回家之后，虽然有特别礼聘高僧做往生的助念，可是过了几个小时，他竟悠悠醒来，而且神智越来越清醒。

熬过了难堪的夜晚，不忍心的家属召开了会议，并且在询问病患的意愿之后，又将他送回医院，请原来的主治大夫再次收治。

听说后来病患是在医院里咽下最后一口气的。我猜想最大的原因可能是家属及病患不愿承受再次在家中"往生失败"，也为了避免舟车劳顿才决定如此做吧。

第二个故事则是发生在一位服役不久的年轻人身上。他因为甲状腺肿瘤至医院接受手术，没想到在手术的过程中，心跳骤然停止，血压降为0。

各种急救措施很快就开始，但不幸的是，病人对这些作为都没有反应，只要急救人员稍微将手移开他的胸膛，监视屏幕上的心跳及血压指数都是停在"0"的水平线上。

急救半小时之后，病患的瞳孔也放大了，此时的情况在法律上是可以停止急救措施而宣布死亡的，毕竟病患对前述的作为已无任何有效生命征象的表现。

但是那天在场的医护人员都没有放弃的意思，大家自动自发

Section 1. 死神的刀锋

轮流卷起袖子按摩病患心脏，或者是抽取急救药物注射，争取那一丁点儿希望。

如此团队合作经过了大约一个小时，病患的心跳、血压突然奇迹般的恢复，而且也慢慢回稳，甚至不需要注射大剂量的急救药物来维持。

大家原以为拖了这么久的急救过程，会造成病患脑部严重受损，甚至变成植物人。可是在三天之后，我竟然可以和他在加护病房的床边聊得很开心。他除了有些近期记忆丧失（recent memory loss）的情形，还有胸部因为心脏按摩造成的筋骨疼痛之外，几乎没有留下后遗症。

经过我解释死亡的定义和说了上述两个故事以后，儿子表面上似乎懂了世上没有所谓的"假死药"，也同意他老爸的观点，认为它是作家和电影编剧心里的胡思乱想。不过事实证明了他并没有放弃那些光怪陆离的想法，私底下寻求互联网的帮忙，找到了一些资料，希望我能回心转意，相信世上有这种不可告人的神秘药物存在。

我翻阅了他给的数据，心中一开始真的有点儿小小的震撼，因为其中牵扯了海地的巫毒教（Voodoo），以及不少人类学者的访谈和研究，逼得我也不得不专心研读个中原委，免得医师父亲的光芒掉漆。

巫毒教原来是流行在西非加纳等地的一种神秘宗教,白人殖民的贩奴活动将它带到了海地,使得这个原始宗教在当地黑人居民中大大扩散开来。

后来巫毒教因为好莱坞制片人的青睐,将它充满了狂热与纵欲的宗教仪式,以及稀奇古怪的蛇舞搬上大屏幕,吸引了一大批人去海地观察及探索其神秘,一些人类学家对其中让人毛骨悚然的"zombie"更深感兴趣。

"zombie"这个字不容易翻译,有人称之为"还魂尸",也有人叫它"活死人",有些人索性让它和中国古老的传说画上等号,干脆翻译成"僵尸"。

加勒比海的海地人很怕zombie,因为它就是源自巫毒教的主神——蛇神zombie。根据人类学家梅特罗(Metro)在她的专著《海地的巫毒教》中,描述了zombie的模样:

"他能行动,能吃东西,能听对他说话的人的指令,他甚至还能讲话,但却没有记忆,也不知道自己身在何处。"

你可能会感到困惑,为何我谈到"假死"却提到了巫毒教的zombie?其实这和一位加拿大人类学及民族植物学家韦德·戴维斯(Wade Davis)的研究有关。

戴维斯的研究里,描述1980年海地有位名叫克莱尔韦斯·纳西斯(Clairvius Narcisse)的人回到故里,他的出现吓到了家乡

Section 1. 死神的刀锋

的人,原因是早在 1962 年他就在美国人开设的医院被宣布死亡,并且下葬。

纳西斯宣称他是被争家产的兄长及巫师毒死,但他只是假死,在下葬后就被巫师救了出来,当了两年的 zombie,模糊的记忆里,他只想起似乎被带到某个农场和上百个与他相同的人一起工作,直到控制他的巫师死去,他才逐渐清醒,在外又流浪了 16 年,最后才回到家乡。

戴维斯在 1982 年到了海地,明察暗访,结果用不到一年的时间,他就在《民族药物学》(*Journal of Ethnopharmacology*)期刊发表专文。他认为 zombie 确有其事,原因是巫师利用所谓的"zombie 粉末",先让被害人进入假死的状态,等到被误判死亡的被害人下葬后再将他挖出,不仅用药物让他复活,并且控制他的心智与行动。

戴维斯通过关系,花了钱买到上述的粉末,结果发现里面有河豚毒素(tetrodotoxin)及曼陀罗(datura)。

这样的发现在当时的学术界激起了一阵涟漪,之后他又将这些资料写成两本畅销的小说——《穿越阴阳路》(*The Serpent and the Rainbow*)以及《暗夜长廊》(*Passage of Darkness*),刺激了更多学者相继投入,期望发掘出其中的奥妙。

不过戴维斯的研究经不起时间以及严谨学术的考验,没几年的工夫就让他的研究热度退去，究其原因很简单，他的报告并不符合以证据为基础（evidence-based）的论文要求，充其量只能是篇小说式的个案报告，他讲不出巫师如何制造出zombie，也找不出任何zombie去附和他的报告，让人相信其说法。

不过有些人还是深信不疑，认为巫师给戴维斯的粉末不仅成分不全，而且使用的方法有所保留，因为这是不传之秘，不可以轻易示人。

上述的说法符合了政治上对立的双方常出现的状况——"信者恒信，不信者恒不信"。不过，我倒也不想太强硬去推翻zombie及其假死药的真实性，毕竟人类的社会总需要某些神秘的幻想增添生活的情趣，以及茶余饭后可以闲聊的话题，否则你会怪我太"跳tone"，竟然谈莎士比亚可以扯到巫毒教，还有什么河豚毒、曼陀罗等完全不相干的事情。

我想，这就有如古罗马时代的雄辩家西塞罗（Cicero）所说的"诗人的特权"，像我这样的医师难得提笔写故事，应该给我一些耍浪漫的特权吧！

| Section 1. 死神的刀锋 |

猝死的总统

1945年4月12日下午，当时的美国总统罗斯福（Franklin Delano Roosevelt），正在佐治亚州的温泉市（Warm Springs）度假小屋休憩。他突然觉得后背及颈部疼痛难耐，于是身旁的私人医师，也是心脏内科专家布鲁恩（Bruenn）替他量了血压，结果发现他的收缩压是300mmHg，舒张压是190mmHg（mmHg：毫米汞柱高），布鲁恩只是嘱咐总统好好休息，但不到15分钟，罗斯福总统便不支倒地，没有多久就宣布了他的死讯。

《圣路易邮报》（*St. Louis Post-Dispatch*）的记者，当天引用了罗斯福总统的私人医师——海军军医罗斯·麦金泰尔（Ross McIntire）脱口而出的那句"晴天霹雳"（came out of the clear sky），作为报纸的标题，随即引发了各界对于总统猝死原因的臆测。

同一时间，白宫的发言人史蒂芬·尔立（Steve Early）也在新闻记者会上讲到，已经邀请了很多顶尖的医师对总统的死因进行全面性检查，只可惜尚未达成共识。

奇怪的是，罗斯医师在接受媒体访问时强调，罗斯福总统在几周前的健康状况"非常良好"（perfectly ok），并没有任何危险的病征出现。

最后，官方宣布罗斯福总统的死因是"脑溢血"。很多人对此提出了不同的见解与质疑，想调阅他的病历来参酌，然而存在贝赛斯达海军医院（Bethesda Naval Hospital）保险柜中的总统病历竟然不翼而飞，其中负责保管钥匙的三个人其中之一，就是海军军医罗斯，于是阴谋论甚嚣尘上，为罗斯福总统猝死的原因增添了一份神秘感。

海军军医罗斯是何许人也？他其实是一位耳鼻喉科医师，早年曾为罗斯福总统的鼻窦炎进行手术，罗斯福对手术结果非常满意，因此延揽他成为私人医师。

虽然，罗斯福总统的病历已经遗失，但是后来的历史学家与医师，还是利用了布鲁恩医师的记录，以及其他人的回忆，不只拼凑出了罗斯福总统的死因，也曝露了当时医疗对于高血压的无知及无助。

罗斯福总统的健康状况，其实在第二次世界大战期间，也就

| Section 1. 死神的刀锋 |

是在他担任第三任美国总统时,就已经开始走下坡路了。根据布鲁恩医师的记录,罗斯福总统在 1935 年的血压为 136/78mmHg(收缩压/舒张压),到了 1941 年却攀升到 188/105mmHg;尤其在诺曼底登陆前不久,更高达 226/118mmHg。

1943 年的年底,罗斯福总统在德黑兰与斯大林和丘吉尔举行会议后返回美国,就发现自己的身体已不堪负荷——体重减轻,面容憔悴,稍微活动一下就呼吸急促。

经过几个星期,上述的病况仍未见好转,当时罗斯医师认为总统不过是感冒与气管发炎。

看到罗斯福总统仍为病魔所苦,心急如焚的家人求助于心脏科医师布鲁恩,于是他被送到了贝赛斯达海军医院,接受了一系列的检查,结果发现他是高血压,以及左心室肥大引起的心衰竭,还有气管发炎的现象。

布鲁恩医师开了毛地黄给总统服用,并请总统多做休息及节食。在这样的调理之下,他的健康才逐渐好转,但依然未达到先前的水平。

没有想到,罗斯福总统在此时做了一个重大的决定,他仍希望拖着病恹恹的身体参加第四任的美国总统选举。没有人敢告诉健康日益恶化的他此项决定并不合适,反而是罗斯医师附和了罗斯福总统,鼓励他勇往直前,为第四任竞选连任奋力冲刺。

可想而知，在繁忙的竞选工作与国政压力之下，罗斯福总统的血压已突破了 200/100mmHg 的高点，虽然选上了总统，但是在接下来的雅尔塔会议之前，他的血压又创新高，直接飙上了 260/150mmHg。

罗斯看到上述的血压数值时，没有觉得有何不妥，反而认为罗斯福总统的心脏功能不错，才能有这样的血压。这也无怪乎在半年之后，罗斯福总统就因为脑溢血而猝死。

以现今的标准来看，你一定会觉得是罗斯医师未尽职责，直接害死了罗斯福总统；而心脏科医师布鲁恩未尽告知的义务，间接造成罗斯福总统的死亡，亦难辞其咎。不管病历是否遗失，在当时就可以断定罗斯福总统的死因是高血压未获得妥善控制的后果，并不需要大费周章由群医会诊，才勉强有了个脑溢血的共识。

但是，你回归到罗斯福总统所处的年代，就可以发现事实并不是那么回事。当时医师的普遍共识是：病患身体的肾功能受损之前，通往肾脏的血流会变差，由于肾脏无法获得充足的血液供应，血压就一定会升高。因此，血压升高这件事对身体有其必要性，血压高反而具有保护性——不过时至今日，我们的认知已大不相同，认为病患长期受高血压的摧残，才是肾功能下降的元凶。

看完了罗斯福总统猝死的故事，你一定会讶异当时医疗对于高血压的偏见与误解，会觉得非常不可思议。不过，等我回溯及

| Section 1. 死神的刀锋 |

探讨在医疗史中有关血压概念的发展时,你会更惊讶地发现,"血压"是只大象,我们人类就像瞎子一样,摸了很长的时间之后,才慢慢有些端倪出现,渐渐看清楚它的面貌。

人类虽然在很早的年代就观察到身体的动脉有"搏动"的现象,但是对于"血压"这件事却始终没有概念,即使在1628年,英国的威廉·哈维(William Harvey)医师证实了动物体内"血液循环"的现象——即血液受心脏推动,沿动脉血管流经全身,再由静脉血管收集返回心脏,如此环流不息——仍没有人立即据此概念而提出有关血压的想法。直到将近一个世纪后,才有英国的科学家史蒂芬·霍斯(Stephen Hales),对血压做了初步的研究。

史蒂芬是一位兴趣广泛的研究者,对于自然科学有着浓厚的兴趣。他专精于天文学与植物学,曾经被选为法国科学院的外国院士。虽说他精通而引以为傲的是植物方面的研究,但他在1733年的一篇动物血压观察,却开启了人类研究血压的秘密。

史蒂芬切开了一匹绑好

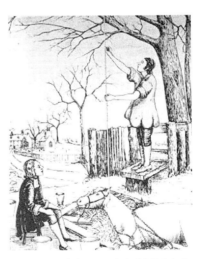

↑ 图4 史蒂芬的血压实验图(图片来源:Science Photo Library)

并固定在地面上的母马的血管，摆进了一支套着细玻璃管的黄铜管，结果发现里面的血液竟然可以冲到 8 英尺 3 英寸高，而且随着心跳有上上下下的现象。

这算是人类对于血压在动物身上的第一次研究观察，只可惜史蒂芬对于解剖动物的工作不像研究植物那么有兴趣，只有零零星星的观察，而"血压"的发现，不过是神来一笔而已。

真的对血压的测量做出系统研究的，应该归功于法国的科学家泊肃叶（Poiseuille）。这位以泊肃叶定律（Poiseuille's law）闻名于世的学者，在 1828 年以血压的研究得到法国皇家医学会（Royal Academy of Medicine）的金牌荣誉。

泊肃叶利用充满碳酸钾抗凝血剂的管子插入血管中，再接上利用水银（汞）为媒介的压力计。[这也是为何至今血压的测量还是以 mmHg 为单位（Hg 是水银的化学式），作为动脉压力的测量。]他提出，即便是小如直径 2mm 的小动脉，也和大动脉一样，有着相当的压力，所以肠胃道血流的维持，应该是血压而不是由动脉大小来决定——这样的观点，使他得到了金牌奖的肯定。

靠着泊肃叶的实验，德国生理学家卡尔·路德维（Carl Ludwig）在 1847 年设计出了第一个有实时记录器的血压计，只不过这种血压计仍是属于"侵入式"的仪器，必须将黄铜管连接

| Section 1. 死神的刀锋 |

在"切割"了的血管内,才可以直接测量动脉血压,所以在临床上并不实用。

鉴于泊肃叶及路德维两人设计的血压计必须切割血管才能使用,从 1855 年之后,终于有了多位医师,如彼尔霍特(Vierordt)、马利(Marey)、冯·拜许(Von Basch)等人各自设计出类似的"非侵入式"血压计。三人都不约而同以机械式的弹簧,按压受测病患手部的桡动脉,测出血压值。

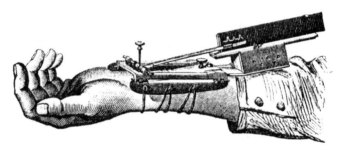

↖ 图 5 马利设计的血压计(图片来源:Wellcome Library)

上述这些人虽然设计出不需要割开血管的血压计,但在 19 世纪的医学界因为使用上不方便,并没有引发流行,也没能让医师重视血压的测量,作为照顾病患的参考。倒是引起当时的主流医学杂志《英国医学期刊》(*British Medical Journal*)大肆抨击,认为使用这种血压计,不只会让医师怠惰,更会破坏了医师的感觉,弱化了临床上判断的敏锐度,因此阻碍了早期医师对于血压的研究。

但是前述的种种不便,在 1896 年时,被一位天才的意大利医师理法·霍奇(Riva Rocci)克服。他发明了用"充气囊"连接的汞银压力计,此种设计即是当今使用的血压计雏形,不但更便利,连正确率也增加,才慢慢广为医师们所接受,渐渐在临床上把病患的血压增为病历记录的一部分。这时离英国科学家史蒂芬第一次做血压实验,已经超过了 160 年。

虽然理法·霍奇设计了一个容易量测血压的工具,但是对于他的记录,只有一个最高值而已。当时根本没有"收缩压"与"舒张压"的概念。而这个概念的形成,还是仰赖俄国外科医师克罗

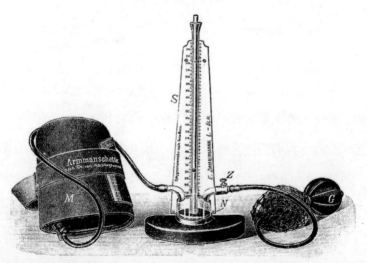

图 6　理法·霍奇血压设计草图（图片来源：Hermann Heine & Co.）

| Section 1. 死神的刀锋 |

寇夫（Korotkoff）的贡献。

由于理法·霍奇的血压计是橡皮袖套与水银压力计的组合，医师测量时，把袖套充气压住病患的肘动脉，使它无法跳动，再慢慢放松袖套。观察肘动脉抗压之后第一个压力计的跳动点，就是最高的血压。

上述的数值不过是眼睛的观察，而克罗寇夫却加入了新的元素——他把发明不久的听诊器，放在病患受测的手肘上，把肘动脉对抗压力的声音分成五个阶段，我们现今称之为"Korotkoff Sounds"，其中第一个出现的声音是"收缩压"，而最后一次出现的声音就是"舒张压"。

看了有关血压的医疗发展史，我相信读者们一定会和我有相同的感觉，那就是一个划时代的医疗概念，刚开始可能像是个惊叹号，但是它的养成就像酿酒一般，需要时间的成熟，才能变成广为接受的概念。就像我到此已经写了一大篇了，但是时间序列上，和猝死的罗斯福总统所处的年代，还有着二三十年的落差，要能把高血压当成严重的事情来看待，那还要静待下回分解。

血压的苦恼

承接了上篇的历史故事,即使在 20 世纪初期对于血压的测量有了可靠的方法,但别说是高血压的治疗,即使是心血管疾病的概念或诊断,在这个时期不只是付之阙如,更可以说是几近无知。

我们可以从在美国纽约执业的医师威廉·蒙里(William Munley)1927 年在《美国公共卫生期刊》(*American Journal of Public Health*)发表的文章,体会出这种现象。

威廉统计了 1910 年到 1925 年,纽约市市民死于心脏病的人数。他很惊讶地发现,死亡人数的比率从每 10 万人中有 175 人,上升到 266 人,15 年间增幅约有 50%。他估计当时全美约 200 万人受到心脏相关疾病的困扰。所以,威廉语重心长地写下:

Section 1. 死神的刀锋

我们还无法确立,那些有关预防退化性心脏疾病的方式。但不容否认,有太多人谈到是身心的压力,以及现今生活模式造成的神经紧张,使得人们有高血压与血管硬化的毛病……不过截至目前,我们对于这些已知的病症,没有任何预防的方法,促使人们知道如何正确过生活。即便我们无法治好这类疾病,但是对于如何解决这些痛苦,并且延长人们的寿命,还是要怀抱着希望……

威廉的苦恼也是医学界的苦恼,血压高低与治疗的标准依然没有什么共识,不过至少有一个人做出了尝试。

1939年,美国杜克大学的沃特·坎普纳(Walter Kempner)医师,替慢性病的病患(如慢性肾衰竭、肥胖、高血压、关节炎等),设计了一套包含白米、水果、蔬菜的低热量、低盐和低蛋白的食谱,以改正他们体弱多病的状态,这套食谱被称为坎普纳饮食法(Kempner diet)。

坎普纳饮食法刚开发时,只是为了短时间的治疗使用,而且必须严密监测病患,以防止营养不良的情况发生。不过却在1942年发生了一次意外,使得坎普纳饮食法在那个时代成为治疗高血压的重要选项。

有位33岁罹患慢性肾炎的女性接受了坎普纳医师的建议,

利用饮食来改善眼底水肿及高血压的情形。但由于坎普纳医师浓重的德式腔调英语，使得那位女病患误解了坎普纳医师的本意，竟然将两星期的坎普纳饮食法维持了两个月，对这种食之无味、弃之可惜的饮食，发挥了超乎常人的忍耐力。

结果，回到门诊的女病患让坎普纳医师着实吓了一大跳。

这位意志坚定，医嘱服从性超乎一般人的病患，再次检查时，血压已从 192/120mmHg，降到 124/84mmHg，而且眼底出血与水肿也已经改善。更让坎普纳觉得不可思议的是，胸部 X 光片显示，她的心脏肥大的情形似乎也完全不见了，几乎与正常人无异。

所以，坎普纳饮食法在媒体大肆报道之后，摇身一变，成为一种可以治百病的选择。可惜的是，没有多少人可以耐得住如此清淡无味的饮食，这让它始终被定位为"可选择"的方法之一。

或许是罗斯福总统的猝死，再加上美国民众死于心血管相关疾病日益增加，在 1948 年，美国马萨诸塞州的弗雷明翰市（Framingham），在美国国家心肺血液研究所（National Heart, Lung, and Blood Institute，NHLBI）主导下，以其中 5209 位居民为对象，开始了大规模的研究，从各种生活模式和饮食监控，找出什么是心血管疾病的危险因子，此项研究就是著名的弗雷明翰心脏研究（Framingham Heart Study，FHS）。

| Section 1. 死神的刀锋 |

在 20 世纪 60 年代初期，FHS 的研究成果就明确指出，抽烟、高胆固醇、高血压以及心电图异常等因素，会增加心血管疾病的风险。

关于高血压，当时的定义是收缩压大于 160mmHg，舒张压大于 95mmHg，就有高血压的风险。不过对于它的治疗，实在没有太多的选择，除了刚刚提到的坎普纳饮食法之外，药物只有利尿剂以及戊奎宁（Pentaquine）等为数极少的选择，而且药效并不显著，副作用也多，往往没有办法达到治疗的要求；而对于那些药物治疗失败的病患，外科医师也试着经由胸及腰的交感神经节切除术，以缓和病患的高血压，可惜效果都维持不了多久。

不过 FHS 的资料一公布，就让全世界各大药厂嗅出商机，于是前赴后继投入抗高血压药物的研究，让新的药物不断出现。截至目前，主要的抗高血压药已超过堂堂八大类，每一分类各有林林总总的产品，让医师的选择更多元。而且为增加药效及降低副作用，近年来更有复方药（polypill）出现，意即一颗药丸中，有两种降低剂量的药物成分，希望借由药物合用增加降血压功效。

但是不管药物如何发明，还是以美国 NHLBI 主导的高血压临床诊疗指引为准则。这是经过专家学者联合讨论，将治疗高血压流程达到一定共识后，所撰写出的美国全国联合会版本（Joint

National Committee，JNC）。2013年12月18日，发表了最新的JNC8指引，提供给医师与民众对于治疗高血压目前最完整而先进的共识。兹将重点摘录如下：

1. 60岁（含）以上，且无合并糖尿病或慢性肾脏疾病的高血压患者，若收缩压大于150mmHg（含），舒张压大于90mmHg（含），应该开始接受治疗，且以收缩压/舒张压小于150/90mmHg为治疗目标。但若原先收缩压已控制在140mmHg以下，且耐受性良好，也无药物不良副作用，则不需调整血压。

2. 60岁以下，且无合并糖尿病或慢性肾脏疾病的高血压患者，若收缩压大于140mmHg，舒张压大于90mmHg，则应该开始治疗，且也应该以收缩压/舒张压小于140/90mmHg为治疗目标。

3. 在18岁以上，并有合并慢性肾脏疾病、糖尿病的高血压患者，血压治疗的目标与第二点的病患相同，而且此项建议也适用于任何年龄小于70岁，肾功能小于60ml/（min·1.73m^2），或任何年纪的肾蛋白尿与肌酸比值大于30mg/g的族群。

可以看出，最新的指引不只用年龄，也用疾病类别来区分，而且需治疗的条件与目标并没有太大的落差，期望让临床医师与

Section 1. 死神的刀锋

民众都有快速而且鲜明的记忆。

虽然浓缩整理了治疗高血压的最新建议,但是身为心脏专科医师的我,仍然不厌其烦地想要提醒读者正确测量血压的重要性,因为所有治疗的指引,都必须依照正确的血压数值作为调整的依据。

为了让大家有更完整的概念,也一并将测量血压几个重要的观念整理如下:

1. 测量血压要有合适与固定的时间,以起床或晚上睡前较好。根据学者研究,大部分的人血压在睡前较低,因为血压在睡前两小时开始下降,起床后两小时开始爬升。所以,早、晚测量血压的数据最具参考价值。若是有习惯晚上应酬、熬夜工作的人,应该固定选择自己能放松心情及身体的时间来测量。此外,若在服用降血压药物,尽量在吃药前量血压较合适。

2. 测量血压时的姿势要正确。最好找一张有靠背的椅子,身体能轻松向后靠,双脚平放在地上,确保手臂与心脏同高,量出来的血压才不会有太大的误差。至于要用哪一只手量血压也很重要,通常左右手的血压有一定的差距,我们应该选择偏高的那只手来测量为主(一般是右手,因为右撇子居多)。

3. 测量血压前要静静地休息5分钟以上,运动、匆忙奔走和饭后,尽量不要测量。尤其在测量前也要避免喝茶、咖啡或是含有酒精的刺激性饮料。

4. 测量血压的"压脉带"松紧度会影响测量值,建议压脉带要留下可伸进两指的空间,选择血压计时,最好挑选适合自己手臂围的尺寸,否则测量的数值也会失准。简单的选择方法是以22~32厘米为参考间距,若手臂围>32厘米,就必须购买尺寸大的压脉带;而在22~32厘米之间,市售血压计的压脉带皆合用;要是手臂围<22厘米,就必须特别挑窄的压脉带血压计。

5. 记录血压值尽量以连续七天为一间隔,如果可以,每次量测时间隔5分钟,重复一次,再取其平均值当结果。若有心律不齐,可以取三次测量值,再取平均数做记录。若是单次高血压,不要惊慌,可另外找不同时段测量,最后将结果完整呈现给专业医师,再请其给予建议。

本书利用罗斯福总统猝死的历史故事当引子,重新浏览医疗史上人类对于血压测量与治疗高血压的种种事件与观念上的演进。如同我前面所言,今天任何崭新的发现,都脱离不了"盲人摸象"那则寓言故事的提醒。

我们对于血压这只"象",从1733年史蒂芬的实验启发以来,各个时代对于它的描述与治疗的方式,并没有因为文明进步而可

| Section 1. 死神的刀锋 |

以大声说它是真正完整的。就像在这几十年内，JNC 就修改了很多次，而且连药物治疗的选用，也还在不停修改。没有人敢说，现在的观念在日后百年内皆准，可以如张载所说，有着"为往圣继绝学，为万世开太平"的豪情；相反，各个专家对于高血压治疗指引，都是依病患不同而做选择，尽量不再以单一准则的方式来昭告天下。

看完我整理的故事，你的思绪是更清楚，还是更模糊呢？

我自己也不敢打包票。搞不好后世的人来看，也把我归成和罗斯医师同一类也说不定！

被滥用的局部麻醉药

李先生是位末期肾病变（俗称尿毒症）的患者，最近半年里，由于手上用来"血液透析"（俗称洗肾）的动静脉瘘管老是出问题，已反复接受了我三次的手术治疗。

这类手术通常是因为动静脉瘘管老旧以及使用频繁造成的（一年大概要接受360次以上的穿刺）。外科医师经常要将没有搏过的动静脉瘘管切开，将其中的血栓尽量清除干净。而且大部分病人还得在之后接受气球扩张术——将动静脉瘘管里引发栓塞的狭窄部位用气球扩大，避免栓塞再度发生。

听起来这样的手术似乎很恐怖，但是熟练的外科医师通常只要在"局部麻醉"的帮忙下就可以完成，并不需要烦琐的气管内插管及全身麻醉的辅助。

不过，李先生的手术却令我印象十分深刻。

| Section 1. 死神的刀锋 |

他是一位十分紧张又非常怕痛的病人,每当在实施局部麻醉前,不只呼吸会急促,心跳会加快,监测器上的血压更会不正常地飙高,更奇怪的是,我还可以在他的皮肤上看到泛起的鸡皮疙瘩,不过这都不是最恐怖的。

当我把针头扎进他的皮肤时,我可以看到电影《惊声尖叫》里的场景——歇斯底里的叫喊,加上类似痉挛的身体抖动。还好手术室的灯光一直非常明亮稳定,没有忽明忽灭,否则你一定会以为我是开膛手杰克或是疤面煞星。

如果你以为这是手术中最惨烈的部分,那你可就错了。手术中最令我印象深刻的部分,并非他如鬼哭神号般的叫声及悲壮场面,而是他对于接受局部麻醉的用量及代谢速率。

通常外科医师只要几C.C.的局部麻醉剂就可以让病患接受无痛的小范围手术,且它的效用可以持续一个小时以上。但是要割开李先生的皮肤需要用到比平常人多二到三倍的药剂,不只如此,我发现不到一刻钟的工夫,麻醉就开始失去效力。

第一次替李先生做手术时我还不明就里,以为是糊涂的护理人员误把生理食盐水递给我当麻醉剂使用,为此还"赏"了她几个白眼。直到我亲自抽取麻醉药注射时,才惊觉事有蹊跷,知道我错怪了别人。

仔细询问李先生之后,才知道他接受洗肾这十几年的光景,为了减轻动静脉瘘管的针扎之痛,每回洗肾前,他都会在下针部位涂上一层厚厚的止痛软膏。久而久之,局部麻醉对他而言已逐渐失去应有的效力,以至于他需要更高的剂量才能达到和一般人相同的麻醉效果。

李先生的情形在药理学上称为"tolerance",意即对局部麻醉的"耐受性"增加,若要达到常人般的药效,他使用的剂量会更高,且代谢的时间也相对较快。

听到我这样的解释你可能似曾相识,好像在哪里看到相同的状况。假设你脑筋动得快,没错,就是类似毒虫对药物的"耐受性"增加,也是"成瘾"(addiction)的必要条件之一。不过是否成瘾或"滥用"(abuse),还要观察使用者对该药物是否有"依赖性"(dependency)的情形来判定。

"苏医师,我是否对局部麻醉上瘾啦?"第三次替李先生动手术时,他终于忍不住问我了。

"不是的!你这是长期使用局部麻醉软膏的结果,造成你对它的代谢速度增加,如果你试着少用点,那慢慢就不会有这种情况发生……"

我一面手术一面安抚李先生,生怕有什么不得体的言论刺激到他。原本要向他讲个有关"局部麻醉"的历史故事,但最后还是忍了下来——因为他生性紧张,如果听到我说的故事而领会错

| Section 1. 死神的刀锋 |

了,岂不又制造另一个恐慌!

会有这样的想法不是空穴来风,现今使用的局部麻醉剂称作"利多卡因"(lidocaine),是在 20 世纪 50 年代左右合成的药剂,目的是取代恶名昭彰的"古柯碱"(cocaine)。19 世纪末期,古柯碱一直都是外科医师在做局部手术时的最爱,直到它的副作用造成恼人的药物成瘾与滥用后,才被列为禁药不准使用。

为何古柯碱能够成为外科手术中局部麻醉的宠儿?想追根究底,就不得不从历史事件里去看它崛起的经过。你会发现它的盛行是两位名医推波助澜的结果,而且很不幸,这两位名医最后都成为古柯碱的上瘾者,以及毒品滥用的牺牲者。

古柯碱是古柯叶的萃取物,它是南美洲特有的植物。虽然考古发现,5000 年前的厄瓜多尔地区已有人类使用它的证据,但书面的相关文献却要等到"大航海时代",哥伦布等探险家登陆美洲之后才陆续出现。

在西班牙的弗朗西斯可·皮罗(Francisco Pizarro)征服印加帝国前(约 1533 年),仅有零星书信往来,叙述有关南美洲土著使用古柯叶的情形。最先提到古柯叶的是随着西班牙探险家阿隆索·奥耶达(Alonso de Ojeda)造访南美洲的旅游作家亚美利哥·维斯普奇(Amerigo Vespucci)。他发现在现今委内瑞拉的玛格丽塔岛(Island of Margarita)上,土著嚼食含有某种白色粉末的树叶①，只是他没有提到古柯叶的效用。

之后有佩德罗·哥斯克（Pedro de la Gasca）及佩德罗·里昂（Pedro Cieza de Leon）两人，在书信中除了提到相同的情况外，还有更生动的描述——他们发觉土著在嚼食了这种神奇的树叶后，不仅不会感到饥饿，力量也会变强，显得更有男子气概。

印加帝国灭亡之后，古柯叶的秘密似乎才有更多详尽的记录。甚至当时的两位名医师：尼可拉斯·博蒂斯塔·蒙达尔斯·阿法洛（Nicolas Bautista Mondares Alfaro）和弗朗西斯可·赫南德兹（Francisco Hernandez，西班牙皇帝菲利普二世的御医）将古柯叶及其种子带回西班牙研究。

为什么在印加帝国灭亡之后，研究古柯叶的人才逐渐多了起来？根据史学家的说法，原来嚼食古柯叶在印加帝国是贵族才有的特权，一般民众并没有这样的"福利"。直到帝国灭亡，古柯叶才在平民之间流传开来，让外来客能见识这种神奇的植物。

可惜16世纪以降，对古柯叶的研究都只是皮毛，除了发觉

---

① 据信，这就是古柯叶及贝壳粉调制的碳酸钙。原理似乎与台湾嚼食槟榔的人要加石灰一样，增强槟榔提神的效用。

| Section 1. 死神的刀锋 |

它有提神及止痛的功能外,并没有人从事更深入的研究,以致对于它的了解停滞不前。直到1860年左右,它的主要成分"古柯碱"被德国生化学家艾伯特·尼曼(Albert Niemann)萃取出来后才逐渐改变它的命运。

古柯碱被萃取出来后,相关的麻醉作用研究多止于动物实验,但很快人们就发现,古柯碱是种很棒的提神剂,可以加在精油、喷鼻液、止牙痛滴剂、酒类及鼻烟里,甚至早期可口可乐中也含有微量古柯碱。一般民众都在讨论使用它的"超能力":它可以神奇地治疗感冒,减轻鼻塞及令人精神愉悦。

至于古柯碱能应用于医疗的局部麻醉,来自于心理学大师弗洛伊德(Sigmund Freud)向眼科医师卡尔·科勒(Carl Koller)的建议。因为他发现此药可以引起黏膜麻痹的效果,所以将此发

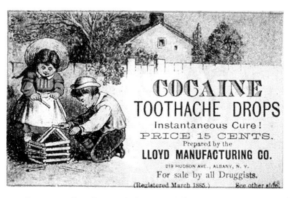

◀ 图7 1885年加拿大的广告,当时古柯碱是合法的。

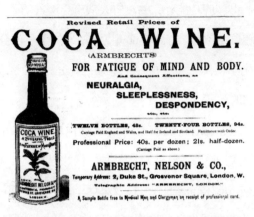

图8　1889年伦敦 Illustrated medical news 的广告

现分享给科勒。

科勒接受了弗洛伊德的建议，成功完成了几次利用古柯碱作为局部麻醉的眼科手术，并且在1884年9月15日海德堡眼科大会中发表。至此科勒逐渐蜚声国际，让其他科别的医师也开始跟着使用古柯碱溶液，作为局部手术的麻醉药。

这股风潮很快吹到美国，结果美国外科界的传奇人物霍斯德（Halsted）医师，也就是约翰·霍普金斯医院的外科创办人，跟着开始对它进行广泛研究。

精通神经解剖的霍斯德首先在数十个医学院学生身上展开测试，有系统地在手臂、腿、脸的神经上注射，成功让这些被神经支配的部位造成麻木感，失去痛觉。不过他也发现，高浓度的古

| Section 1. 死神的刀锋 |

柯碱会有令人发昏、意识迷惑、盗汗、瞳孔放大等副作用，他因此调整浓度，在麻痹效果和副作用之间达到最佳平衡。

不断测试与实验让霍斯德积累了相当多的经验，使他能够用比别人浓度低的古柯碱溶液做局部麻醉，完成了上千例的门诊手术。同时他更指导了牙科医师在口腔附近的神经节实施局部麻醉，让牙科的处置不需用到乙醚或笑气做全身麻醉便可施行，避免它们造成不适的术后难过症状。

故事写到这里出现了转折。鉴于古柯碱有危害人体的副作用，以及无数人因它造成滥用的情形，美国政府不得不在1914年将古柯碱列为禁药，同时禁止它在医疗上使用，才将局部麻醉的研究打回原形。直到利多卡因被合成后，才又开始另一个新纪元。

同时，令人遗憾的是，提倡使用古柯碱的弗洛伊德，以及在局部麻醉上使用古柯碱很有心得的霍斯德医师，两人因为舍不得古柯碱带来的快感，双双变成毒虫，终生毒瘾缠身，无法自拔。

你是否也感到世事的曲折？相信你一定了解我为何不敢把上述的故事讲给李先生听，我可不敢想象他领会错了的时候，恐怕又会有惊声尖叫，跳下手术台，落荒而逃的情形发生！

后记：古柯碱的空白历史

16世纪，印加帝国瓦解后，原属印加帝国贵族才可以享用的古柯叶被西班牙人发现。但是为何到了19世纪中叶之后，欧洲才对它有更多的研究呢？我原来以为这段时间的空白是当时技术不进步，没有人可以好好研究古柯叶，后来读到乌拉圭籍作家爱德华多·加莱亚诺（Eduardo Galeano）的作品《拉丁美洲：被切开的血管》(*Las Venas Abiertas de America Latina*)，才在书中找到答案。

西班牙人到达拉丁美洲后，开始奴役印第安人铲除森林，广种甘蔗以生产"皇后的嫁妆"——蔗糖，而后在波托西（今玻利维亚境内）找到银矿，为了要使印第安人增加生产力，因此大力鼓吹他们嚼食古柯叶，因为嚼食之后，可以让人精神更好，不用吃什么东西就可以工作很长的时间。

于是为了能多挣一些微薄的工资，印第安人有了嚼食古柯叶的习惯。据加莱亚诺转述，16世纪的银矿产地波托西，每个被压迫的印第安工人花在购买古柯叶的钱，和压迫他们的西班牙人平均购买欧洲来的昂贵服饰一样多；每年大约有100万千克的古柯叶被送到波托西，教会里的主教、修士还从古柯叶的什一税得到可观的收入。

| Section 1. 死神的刀锋 |

除了从采矿，西班牙人还从运输和贩卖古柯叶中发了财，而印第安人用劳动换得的一点点钱，不是用来买衣物，而是用来买古柯叶，因为嚼食它可以让自己更能承受强加于身上的劳动，却必须要以缩短生命作为代价。

读到这段血泪斑斑的历史才知道，西班牙人怎么能让古柯叶轻易送到欧洲大陆？也知道为何到最后有黑奴到中南美洲——不堪劳役与屠杀的印第安人逐渐走向灭亡，需要黑奴来填补劳力的空缺！

罩不罩得住

最近在整理书柜时，忽然发现最上层有个沾满灰尘的塑料袋，早已经忘了里面装的物品。好奇的我在清理之后将它打开，发现是几个 N95 口罩——心里那段带有些许恐惧与不快的深沉记忆立刻又涌上心头，因为这些口罩是我在台湾发生 SARS，也就是"严重急性呼吸道症候群"（Severe Acute Respiratory Syndrome, SARS）的时候，为了在医院上班所准备的"护身符"。

2002 年，台湾笼罩在 SARS 的阴影下，相信不止是医护台湾当局人员，对全民来说，都是个充满恐惧的经历。疫情从广东顺德出现，经中国香港扩散至越南、新加坡、中国台湾地区及加拿大——相信为了 SARS，台湾当局将台北市立和平医院封院这件事，很多人应该还是记忆犹新。

当时在医院上班的人员，考虑因为发烧而隔离太多人，于是

Section 1. 死神的刀锋

采取分批上班的原则,而且非必要的手术也多延后。这种风声鹤唳的氛围下,对于平日工作量繁重的心脏外科团队而言,反而有点儿"因祸得福"的味道,难得可以放松工作时的步调。社会上的气氛更是十分紧绷,所以造成了一种物品非常热卖,甚至到了缺货的地步,那就是口罩。不过,第一线的医疗工作人员比较幸运,对于口罩的使用还不虞匮乏,而且还可以分配到阻绝病毒能力较好的 N95 口罩。

相信很多人不知道 N95 口罩所代表的意义,以为它是专为医疗所特别设计的口罩,有的厂商会特别加上"医疗级"的字眼在包装上,其实这是广告促销用的手段,观念并不正确。

N95 的定义源自于美国政府的行政命令 42CFR84 号——呼吸防护装置之许可:由美国国家职业安全研究所(NIOSH),于 1995 年 6 月 2 日颁布的呼吸防护用品认证,该系列分为 N、R、P 三种,而且每个系列又分三个等级。

N 是指可用于防护非油性颗粒物的口罩,是以 200mg 氯化钠的气溶胶做测试,无使用时间的限制;R 是用来防护非油性及含油性颗粒物的口罩,以 200mg 邻苯二甲酸二辛酯(俗称 DOP)的气溶胶做测试,其使用有 8 小时以内之限制;最后的 P 是与 R 相同的等级,只是它在使用上并没有时间上的限制。

至于各系列都有三个等级,分 95、99 及 100 三种,代表口罩对于测试物的过滤等级。95等级指≥95%，99等级是P68≥99%，而100等级是指可过滤效用要达到≥99.7%。

以上的定义，不难看出上述的标准是为劳工职场上呼吸防护而制定，以确保他们在充满粉尘的环境下，可以依工作上需要以及防护内容的不同，选用不同系列与等级的口罩。也由于防护效果卓著，这些口罩才被传染病专家建议用来保护第一线的医疗工作人员。SARS期间，N100等级的口罩就被指定为急诊室处理发烧病患时的标准配备。

为何我会谈到这段历史？因为"好奇宝宝"的我，在查了N95的定义之后，顺便也回溯了"口罩"在医疗上，尤其是外科手术时使用的历史，觉得过程十分有趣，所以在此也一并整理出来，和各位读者分享。

口罩是谁发明的，历史上没有定论，而口罩是什么时候才成为医疗上的配备，也还有些争议，但是有两则关于口罩的历史故事可以让我们知道，口罩的发明一开始并非为了医疗上的目的。

有人根据《马可·波罗游记》的记录，认为口罩是中国人所发明。马可·波罗在元朝的宫殿里，发现向皇帝献食的人皆用绢布蒙其口鼻，俾其气息不触所献之物。后人考证那块布不简单，里面有黄金线与蚕丝。后来，马可·波罗回到欧洲，将这种口罩的作用予以发挥，才促使口罩的发明。

| Section 1. 死神的刀锋 |

另一则故事则来自有关黑死病时的传说。因为医师努力奔走想控制疫情，结果让巫师的收入减少。为了报复医师，巫师不停地骚扰、追打与迫害医师。想要自保的医师们，只好用纱布遮住脸，让巫师们认不出来，以防遭遇不测，成为后世口罩的源起。

上述的两则逸闻琐事，我觉得是夸大的成分居多，当作茶余饭后聊天的素材是不错，若是真将它们当成历史的一部分，可能会有考据不实的谬误。

那医疗上何时才开始考虑使用口罩呢？确实是在巴斯德发现细菌之后，而当时外科医师的前辈们可就比较顽固，在其他科别的医师使用口罩一段时间之后，才考虑在手术时使用。

第一个考虑到使用口罩的是法国医师弗谷（Fluegge），那是他在 1887 年照护肺结核病患的时候。他认为人与人之间会因为藏有细菌的口鼻飞沫，造成疾病的传染，于是提出了"飞沫传染的理论"（droplet theory of Infection），于是就用了薄薄的纱布设计出简陋的口罩。

两年之后，一个名叫许伯纳（Huebner）的医师设计了多层纱布组合成的简易口罩，并且建议外科医师在执行手术时使用，但并没获得很大的回响，直到 1905 年在芝加哥医院服务的汉弥尔顿（Hamilton）医师把自己照顾病患的经验发表论文后，才似乎起了点儿作用。

汉弥尔顿医师照顾的是猩红热的患者，她强烈要求护理人员在从事医疗作为时，除了加强消毒的功夫外，一定要戴上口罩，此举大大降低了猩红热的传染。所以汉弥尔顿根据自己的观察，建议外科医师在手术过程中应"比照办理"，以降低手术中的感染率，此项建议也获得英国外科名医莫伊尼翰（Moynihan）爵士的赞同。

只不过当时会戴上口罩的外科医师，是以遮盖住嘴巴为主，对于鼻孔是否要遮住，并没有统一的标准，你可以从照片看出端倪。如图9是1904年的费城杰弗逊医学院（Jefferson Medical College）外科医师肯因（Keen）正在对医学院的学生示范手

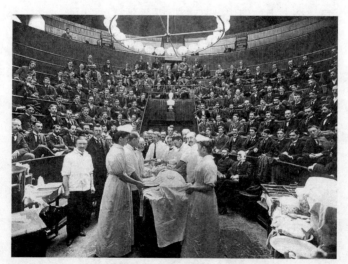

图9　1904年费城杰弗逊医学院外科医师肯因对医学院的学生示范手术（图片来源：*Surgery: An Illustrated History*）

| Section 1. 死神的刀锋 |

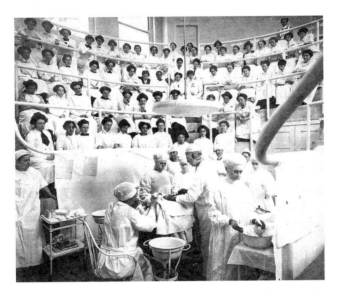

图10　1914年医师约翰·迪弗在女子医学院示范手术（图片来源：*Surgery An Illustrated History*）

术，手术台上的人根本没有戴口罩或手套；而下一张则是在1914年的费城，外科医师约翰·迪弗（John Deaver）在女子医学院（Woman's Medical College）示范手术时，手术台上的操作者都已戴上了口罩——真的是只有罩住嘴巴而已，忽略了鼻子，所以看起来有点儿像日本漫画里的小偷。

上述的口罩只有几层纱布的结构，不仅如此，若是有人分泌物较多，造成口罩湿润，是没有人会立即更换，都要拖到手术结束以后。

而令我感到惊奇的是，之后的口罩改良者并非是外科医师，而是感染病防治专家。

1918年,几篇革命性的医学研究在期刊发表,纷纷改善了口罩的设计与使用规范。首先是在芝加哥工作的维弗(Weaver)医师,他在照顾白喉病患的两年里,要求病患戴上两层加厚的口罩,并且规定湿了就要更换,结果发现照顾他们的医护人员,一个也没有感染白喉;另一个战地医师克普斯(Capps),在为期5个月的观察中,要求野战医院里发烧感染或合并战伤的士兵,以及照顾他们的工作人员,戴上多层纱布的组合口罩,并且覆盖的范围要从下颌到眼睛下面,发现其成效也很卓著。这些野战医院是开放的空间,容易有交叉感染,实施了克普斯医师的方法后,感染率由原来的20%骤降到5%以下。

受到了这些研究成果的影响,口罩的设计逐渐有今日的样貌,如图11所示,在1932年时,神经外科名医库辛

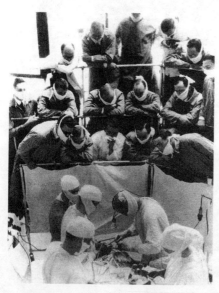

图11 1932年时,神经外科名医库辛已经戴了全遮式口罩(图片来源:Surgery: An Illustrated History)

| Section 1. 死神的刀锋 |

（Cushing）医师在哈佛医学院（Harvard Medical School）时，已经戴了完全遮住口鼻的"口罩"，而且连旁观的医师也是相同的标准。

但是口罩的改良在20世纪40年代之后暂时受到了阻碍，原因是抗生素盘尼西林的发明与使用，大大降低了手术后的感染率，外科医师似乎是找到了"救世主"，认为烦冗的无菌技术无法与抗生素相比。因此大家的注意力反而是期待新的抗生素，对于口罩的改良已不那么迫切。

然而抗生素并非万灵丹，尤其在抗药性的菌株产生后，对于"手术后感染"的改革呼声终于高涨起来。在20世纪50年代末期，手术室的无菌操作被彻底重整与建立，从刷手技术、无菌衣帽、手套与口罩的穿戴，加上无尘环境的要求，希望降低手术后的感染，以及其引发的"败血症"。

而这时的口罩也有了革命性的改良，那就是它必须有过滤（filter）与偏向（deflection）的功能设计，可以让戴口罩的人吐出气息时，不是向正面，而是向两侧漏出，并且让含有飞沫的颗粒留下，不让它们飘到手术台上。

所以今天我们看到手术室服装的标准照片，和第一次世界大战前的配备相比，简直有天壤之别，这些严格与谨慎的转变，可是经历了百年的工夫。

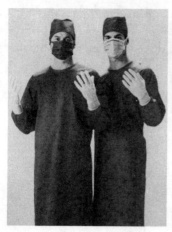 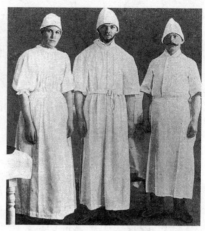

图12 现代手术标准配备（图片来源：http://en.jinqiao-group.com）

图13 第一次世界大战前手术服装的配备（图片来源：*Surgery: An Illustrated History*）

等到各家厂商投入口罩的研发之后，受惠的不再只有医疗产业，更扩及了曝露在粉尘环境下，冒险工作的大量劳工朋友。因为更严峻的环境产生了更精密的设计，才有完全对抗油性粒子的R100口罩出现。

看完我的介绍，你就知道我们现今享受的高科技成果，是经过一番曲折的发展才得到的。虽然口罩似乎是先用于医疗产业，但是它的改良，也照顾了比在医疗环境更严苛的工作人员，避免他们的职业伤害。最后，在致命的病毒侵袭之下，这些超乎原先医疗作业要求标准的口罩，又回过头来保护第一线医疗工作人员的呼吸安全，还被厂商打上"医疗级"的广告，确实

| Section 1. 死神的刀锋 |

令人想不到!

不是只有口罩,还有我之前介绍的手套[①],它的开发与当初的使用目的有不少的分歧,但终究又回到了同一战线,这也是很多医疗产品被发明时,会让人有"跳tone"感的主要原因吧!

---

① 见拙作《开膛史·女明星与消毒》一文。

慈悲的杀戮

对于安乐死（euthanasia）这三个字，我很有意见。目前世界各国的立法争议，都在于医师是否有权限在病患没有希望存活的极度痛苦下，终结该病患的生命。不同意安乐死的国家所反对的，便是医师替病患"加工自杀"的行为。因此，有人在解释安乐死时，直接把它和"physician-assisted suicide"——"医师协助下的自杀"画上等号，这也是我不喜欢"安乐死"这个词汇的最大原因。

其实，"安乐死"的本意并非如此，它的英文字是由两个希腊字组合起来："eu"——good，也就是"好"的意思；"thanatosis"——death，意即是"死亡"，合起来就是"gentle and easy death"——"祥和及轻松地逝世"，跟现在英文字典里的"the act of killing someone painless"——"将某人无痛苦地杀死"的意

| Section 1. 死神的刀锋 |

思几乎是南辕北辙。

鉴于希腊组合字的艰涩难懂,于是也有人用"仁慈处死"(mercy killing)当成是"euthanasia"的替代字,不仅直接,而且也露骨,不需费尽唇舌解释。

真正第一个使用这个字的人是罗马帝国的史学家苏维托尼乌斯(Suetonius),出现在他关于罗马帝国皇帝奥古斯都(Augustus)的著作《罗马十二帝王传》(*De Vita Caesarum—Divus Augustus*)里面,一段描述奥古斯都临终的场景。

几乎被视为神的罗马皇帝奥古斯都在弥留时,妻子莉维亚(Livia)正在旁守候,两人深情一吻后,他就安详而无痛苦地辞世。这种和中国观念——"寿终正寝"、"善终"类似的概念,被苏维托尼乌斯以"安乐死"来形容,用自创的希腊组合字来描述奥古斯都辞世的情节,才能符合具有"神性"的皇帝面对死亡时应有的待遇。

可惜的是,专注于医疗发展的史料里,我们却看到安乐死在历史的洪流里成形时,并没有往类似中国"善终"的方向发展,反而以另一种形式和现代西方的观念做联结。

历史学家发现,在古印度,对于没有治愈希望的患者,通常将其淹死在恒河里;在古希腊,类似的情形,尤其是极端痛苦、急欲寻求解脱的病人,很容易得到一种解脱的毒药,连柏拉图也曾经写过:"心理与生理极度病重的人,应该让他们走上死亡之路,他们没有存活的权利。"至于斯巴达,刚出生的男婴若被发现有生病及残障,就会被杀害,以确保他日后不会成为"别人的负担"。

上述概念,以现今的定义就叫作"主动安乐死"(active euthanasia),有别于"被动安乐死"(passive euthanasia)——指的是放弃所有治疗手段,任病患自生自灭。

不过自从罗马帝国时代开始,这种主动安乐死就被视为是"谋杀罪",而且当天主教成为主要的信仰后,除了被视为犯法的行为外,上述的行为更被明令禁止,其最重要的原因是认为上帝才是人类生存的主宰,人没有随便终结自己或别人生命的权力。

虽然宗教掌握西方人大半时间的思想与生活,但是在16世纪,托马斯·摩尔(Thomas More)的名著《乌托邦》(*Utopia*)就提到了安乐死——在乌托邦内,要是病患得了不治之症,那医师、神职人员及政府的领导人会去找病患谈话,希望他能把希望寄托于来世。如果病患同意,他便能得到帮助,在睡梦中无痛苦地死去,至于那些不同意的病患,还是可以得到像之前一样的照顾。

不要以为摩尔赞成安乐死,他的小说是以反讽的方式来表达意见,不是医师的他只能在小说打造的"理想国"内,以此面对

| Section 1. 死神的刀锋 |

死亡。

同样的概念也出现在1627年，另一位知名学者弗朗西斯·培根（Francis Bacon）的一本未完成的小说《新亚特兰提斯》（New Atlantis）里。培根在书中提到，医师的职责除了治愈病患外，对于存活无望的病人，也要尽量减轻其痛苦，必要时更要义无反顾地让他们安逸而无痛苦地死去。这种医疗上的狂想，对一个被视为"哲学家"的学者而言，在当时是很前卫的创见，尤其他不喜欢用"mercy killing"这个字眼，反而偏好"palliative"（减轻）来赋予上述的行为意义。

而在达尔文进化学说提出之后，上帝的"造物者"角色受到严峻的挑战，虽然帮助别人自杀在此时仍被视为犯罪，但已经有不少学者相继提出安乐死的概念，挑战大环境的禁忌。

例如在1870年，知名学者山谬尔·威廉斯（Samuel Williams），第一次提出"医疗安乐死"（Medicalised Euthanasia）的概念；1889年，德国的哲学家尼采（Nietzsche）也说，疾病末期的患者是众人的负担，没有权利活在世上；1895年德国的律师琼斯特（Jost），曾准备写一本法律书《杀人的法律》（Killing Law），强调那些无治愈希望的病人想寻死的话，就应该准予他们的请求，因为这些人的生存价值是零。

可以想见，在20世纪初期以降，各种对于安乐死的论述如排山倒海而来，美国纽约州及俄勒冈州甚至率先提出安乐死的立法，只是最后被驳回；法国医师弗尔格（Forgue）也提议，替无法治愈的患者安乐死，在法律上应该被原谅；苏俄甚至在1922年短暂通过对安乐死的犯罪减刑，不过不久后被否决。

无怪乎纳粹德国在1933年修改医师宣言，成为德文版的《健康》（*Gesundheit*），认为医师的职责不再是只针对病人的健康，而是为了打造健康的德国——不难想象，这是为日后屠杀35万不健康、弱智以及同性恋的德国人，以及几百万犹太人做好了准备。

接下来的几十年，甚至到了现在，有关于安乐死的提出及立法倡议不胜枚举，在此我就不多说了，其复杂与纠结的程度，并非三言两语可以说完，其探讨与论述，甚至可以出好几本巨著。

看了这些历史的演进，其实我很感叹，原本"善终"、"好死"的安乐死概念，在历史的轨迹里，竟然被"医疗的加工自杀"所取代——即使它是利用医师的专业来协助，减轻末期病患的痛苦。若是苏维托尼乌斯地下有知，可能会从坟墓里出来破口大骂滥用他发明组合字的学者。

我是对"仁慈处死"很有意见，因为医师在这方面的帮忙是为了减轻病患死亡的痛苦，并非为了促成病患死亡。但是把这种概念模拟安乐死让人更不舒服——要知道在死刑执行方式的改进上，的确有医师为了让死刑犯"减少痛苦"而死去，费心改良了

| Section 1. 死神的刀锋 |

行刑工具。最有名的例子就是法国的断头台"Guillotine"——这其实是一位医师的名字。

在法国大革命前,对于死刑的执行是以车裂(breaking wheel)为主(有点类似中国古代的五马分尸),犯人常在痛苦中哀号一段时间才死去,由于太过残忍,所以法国国会议员,同时也是医师的约瑟夫·依尼斯·吉尔汀(Joseph Ignace Guillotin)在1789年10月10日,提出了对于死刑的6点改进建议,同时希望国王路易十六废除车裂之刑,改以其他方式替代。

法王路易十六从善如流,废除了车裂,而改以斩首作为执行死刑的方法,不过犯人被处决时死状也是相当凄惨,因此国会在1791年成立了特别委员会,由国王的御医、知名的外科医师安东尼·路易斯(Antoine Louis)负责(吉尔汀也是委员会其中一员),并且在德国工匠托比亚斯·须密特(Tobias Schmidt)的帮助下,从13世纪就在英国使用的执行死刑工具哈利法克斯绞架(Halifax Gibbet)得到灵感,改良成现今大家熟知的断头台。

据说,刚开始刀刃容易"卷刃",略懂工艺技术的法王路易十六还亲自参与改良,把它改成斜45度角,取代原来的半月形,让死刑的执行在一瞬间就能完成,以减低犯人的痛苦,达到仁慈处死的目的。

1792年4月25日，断头台第一次使用就是处决恶名昭彰的江洋大盗尼可拉斯·雅克·比尔帝（Nicolas Jacques Peiletier）。不仅如此，在法国大革命之后的恐怖统治期间（Reign of Terror），它也出尽风头。一堆王公贵族，连法王路易十六本人，还有知名学者、革命党人被带到今日巴黎的协和广场处决，因而断头台被昵称为"吉尔汀夫人"（Madame Guillotine）或是"国家的剃刀"（the National Razor），估计有好几万人被断头。

断头台自此被称为"Guillotine"，让不是设计人的吉尔汀医师的后代背负极大的恶名，曾经要求法国政府将其易名，但是未获批准，于是他们被迫改名易姓，免得再和这个杀戮工具扯上任何关系。

另一个现代执行死刑的要角——药剂注射（Lethal Injection）也是由医师设计，目的当然希望和断头台被发明一样，减轻死刑犯行刑中的痛苦。

这种利用化学药剂执行死刑的概念，首先是在1888年由纽约的医师朱里亚斯·孟特·布莱尔（Julius Mount Bleyer）提出，不过当时他的想法并不如你我想象的那样高尚，只是认为这种方式花费比较便宜，不需像其他死刑那样劳师动众。

美国执行死刑的方式从19世纪也经历了多次变革，从绞刑、火枪队枪决、坐电椅、进毒气室等，目的也是所谓仁慈处死，但

| Section 1. 死神的刀锋 |

常有一些失手，如枪法不准，电椅起火燃烧，犯人在毒气室哀号，促使了医师提出了更"人道"的方式。

1977年，在美国俄克拉荷马州的医师杰·契普曼（Jay Chapman）建议一种较为人道的执行死刑方式，就是利用三种药剂先后注射，让死刑犯能较不痛苦地死去，这种俗称"鸡尾酒"（cocktail）的方式，得到了曾经是俄克拉何马大学医学院的前麻醉科主任史坦利·杜曲（Stanley Deutsch）的认同，教士比尔·怀斯曼（Bill Wiseman）则向当局提出立法的要求，很快获得通过，而得州在1982年也仿效这一立法。不久此俗称为"契普曼实验方案"（Chapman's protocol）的行刑方式，便处决了第一个死刑犯。

化学药剂处死的方法，从1982年以来，虽然有美国三十几个州，和其他诸如菲律宾、中国及越南的跟进，但是实施时也是状况百出：有犯人打了两次药，如同被凌迟一样，哀号了三十几分钟才真正死亡；也有找不到犯人静脉，因此延迟了死刑，犯人的辩护律师还据此提出违宪的诉讼；还有犯人最后虽然死亡了，却也在过程中苦苦挣扎，对狱卒亲口讲述等死的痛苦……让减轻痛苦的死刑，在外人看起来一点儿也不慈悲。

从有着"寿终正寝"与"善终"概念的安乐死，谈到有医师介入的"医疗安乐死"，最后再论及医师设计的人道死刑执行方法，相信不是只有我，读者们可能也会觉得混淆，甚至有些人会感到错乱，谁会想到身负救人使命的医师竟因为慈悲的理由，变成加工自杀、仁慈处死的参与者与设计者？

至于你问我感想为何？我只有简单一句话，任何一种"慈悲的杀戮"我都没有兴趣参与。上天有好生之德，从医二十几年，钻研"救人"的方法都来不及呢，哪有什么兴趣去发明"助人好死"的方法！

亡者的脉搏

Section 2.

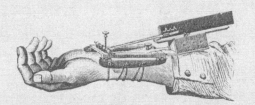

搭起救命之脉

两岸民众交流频繁,但毕竟分治了那么长的一段时间,不只是风俗习惯,就连最基本的沟通,都不免有所差异。尤其在日常用语上,如果没有人提醒,两岸的解释往往大不相同,要彼此"望文生义",不只有"鸭子听雷"的疑虑,甚至有闹出笑话的可能。

例如台湾用"牛"来形容一个人性情固执,脑袋冥顽不灵,可是在大陆却是对一个厉害人物的称赞。

人的称呼有那么大的分野,在器物的叫法上也不尽相同,比方台湾称呼尚未制作完成的片子叫"毛片",但在大陆则指"成人片",想当然我们可能会害羞得不敢正眼去看。

仅仅几个例子,相信就会让人有啼笑皆非的感觉,那如果运用到医疗的用语上,是否会有相同的状况呢?可能有人觉得医疗是专业的领域,这方面的隔阂会少一点儿,但事实并非如此,下

| Section 2. 亡者的脉搏 |

面就是活生生的例子。

某次，我负责接待南京大学附属医院的心胸外科主任莫医师，第一天在手术室和他谈话，就领教了两岸医学用语上的差异。

当天在手术室要治疗的是一位准备接受"冠状动脉绕道手术"的患者，莫医师和我讨论起他的病情，我就发现彼此之间对于医学诊断称呼的差异。

莫医师称呼"心脏超音波"为"心脏超声波"，叫"心律不齐"是"心律失常"，而我们常说的"冠状动脉气球扩张术"，被他说成是"冠脉腔内成形术"。虽然在沟通上没有让我吃不消，但确实造成了短暂的沟通障碍，需要几秒钟时间消化他话里的含义。

最后我们谈到了今天病患要接受的手术，莫医师忽然对我开口问道：

"苏医师，病患今天是要做'搭桥手术'吧？"

原来在大陆的医师，把我们在台湾习惯叫作"冠状动脉绕道手术"的处理，以简明易懂的"搭桥手术"称呼。

第一次听到"搭桥"的称呼确实有些新鲜感，仔细想了一下冠状动脉绕道手术的过程，我不禁佩服大陆同胞的"直接"与"创意"。这个手术就是利用人体内取下的"静脉"或是"动脉"，将它缝合在冠状动脉狭窄部分的后面，以解决它"缺乏血流"造成"心肌缺氧"的问题。

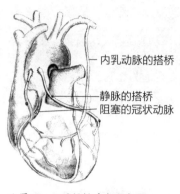

内乳动脉的搭桥
静脉的搭桥
阻塞的冠状动脉

图14 心脏搭桥手术示意图

冠状动脉绕道手术的精髓，是在不碰触阻塞且影响血流的管腔，直接拯救其后仍是畅通的血管，供应它正常的血流，和"气球扩张术"恰恰相反。所以英文用"coronary artery bypass grafting"来描述，文绉绉的翻译是：冠状动脉（coronary artery）血管绕道架接（bypass grafting），台湾简化翻译成"冠状动脉绕道手术"。但对于一般没有医疗专业的普通大众来说，根本无法在短时间了解个中含义，所以在手术前，我都会用水电工修理阻塞水管的用语："暗管不通接明管"来对病患解释手术的目的，其中的"暗管"就是阻塞不通的冠状动脉，而"明管"就是我用来"绕道"的动脉或静脉血管，如此病患往往接受度就高了。

但听到莫医师称之为"搭桥手术"后，发现对岸的用语更加口语化与浅显易懂。如同前面提供的示意图，这冠状动脉绕道手术的完成图，不就像替原先有病变的血管，搭了一座"新桥"吗？

回想这段两岸"医疗用语大不同"的往事，让我对他们直接率真、通俗又有力的翻译方式印象深刻，不过，在这段与莫医师交流的故事里，我更想提出来的是冠状动脉绕道手术的历史故

| Section 2. 亡者的脉搏 |

事,因为它并非只有字面上"绕道"或"搭桥"那样轻松写意。若没有几位大师的投入,加上历来的外科医师不断努力改进,今天这个手术是否有如此风貌还真说不定。

人类对于冠状动脉阻塞疾病的认知,和其他的疾病相比,起步较晚。虽然在 17 世纪,英王查理一世的御医威廉·哈维（William Harvey）,就发现了心脏上冠状动脉的循环,但也仅止于"发现"而已,它的任何病因病理学根本是个零。

直到一百多年之后的 1768 年,英国医师威廉·赫伯登（William Heberden）才提出了心绞痛（angina pectoris）,即胸闷、胸痛症状的真正原因,而且大胆提出假设,判断这和心脏冠状动脉有一定程度的关系。但这样的假说让当时很多人嗤之以鼻,认为他的说法是把无害的胸闷、胸痛症状,硬要扯上冠状动脉。

后来一位有胸闷、胸痛症状的医师听到赫伯登提出的假说后,写了一封信给赫伯登,他说自己为这种病症所苦,希望死后赫伯登能够替他主持病理解剖,查出是否真的和冠状动脉有关联。

结果不到三个星期,这位医师真的过世了,于是赫伯登找了当时英国伦敦最有名的外科医师杭特（Hunter）[1]替他做了死后的病理解剖。杭特带了他的年轻助手爱德华·詹纳（Edward

---

① 事迹参见《我不入地狱,谁入地狱》。

Jenner）①，实施了人类医疗史上，第一次疑似冠状动脉出问题而进行的遗体病理解剖。

可惜这次的病理解剖并没有特别的发现，究其原因，除了当时对此疾病的认知不明确外，组织病理切片的显微镜检测并未兴起，所以仅用手部触摸，用眼睛"巨视"检体的病理解剖往往只能碰运气，而这位医师的冠状动脉并没有典型的阻塞血管会有的硬化现象。

杭特日后并没有随着赫伯登起舞，从事有关"冠状动脉疾病"的研究。倒是年轻的詹纳将这件事铭记在心，变成他日后发现"冠状动脉阻塞疾病"上的重要助力。

1786年，詹纳写了封信告诉赫伯登他的重大发现，在他经手的三位由于"胸闷、胸痛"死亡病患的病理解剖中，詹纳发现其中一位病患的冠状动脉里，有着"类似坚硬的肌肉管状物，而且其中散布着数量不少的小钙化点"，显然这已经符合了赫伯登当初的假说，而且其中的描述已达到今日"冠状动脉阻塞疾病"的病理诊断。

除了赫伯登之外，詹纳不吝将自己的发现告诉他的好友，也是一位医师的派里（Parry），之后又从一些因为胸痛过世的病患

---

① 牛痘的发明人，也是疫苗（vaccine）一词的假造者。

Section 2. 亡者的脉搏

身上进行遗体解剖，找到已经硬如骨头的冠状动脉，所以更加坚信早年得自于赫伯登的假说。

派里将得之于詹纳的检验结果，不只在医师聚会的场合拿出来讨论，更将它发表在医学期刊上。只是他并不居功，强调这些发现都是来自于詹纳实际的临床解剖报告，并非自己一个人"天外飞来一笔"的发现。

但是派里提出了这些报告之后，并没有得到众多医师的附和与拥护，反而激起了往后近150年的论战，冠状动脉阻塞疾病的病理解剖已经不是重点，倒是正反两派都相互质疑："胸痛"症状造成的死亡，是否与"冠状动脉阻塞"有绝对的相关？这模糊了它造成死因的重要性。

詹纳后来因为发明牛痘预防天花，获得空前的医学成就，反而少有人去探讨是他印证了赫伯登的假说，认为胸痛与冠状动脉阻塞疾病具有关联性。至于当初接受委托的名医杭特，在1793年，因为有了胸痛的症状以后辞世，死后的病理解剖也发现他的冠状动脉硬得"连刀都切不下去"，为这段传奇画下了令人唏嘘的句号。

至于"冠状动脉阻塞"造成病患死亡的病理发现，一直等到1912年，在美国的赫瑞克（Herrick）医师提出是血栓（clots）阻塞冠状动脉循环的结果，才唤醒医界对于心肌梗死（myocardial infarction）的重视，加上 1918 年"心电图"加入这个疾病的诊断，才让 150 年的迷雾有逐渐被吹散的契机。

令人感到沮丧的是，冠状动脉阻塞的证据，即心导管检查，以及"冠状动脉绕道手术"的技术建立，却拖到了将近 50 年后才出现曙光，这些故事留待下一段文章再好好说个清楚。

| Section 2. 亡者的脉搏 |

接通心脏的桥

延续前段文章里所提到的,虽然在 1912 年时,冠状动脉阻塞疾病的病因生理学已由美国的赫瑞克医师提出,但其中有关它的诊断与治疗并没有在接下来的一二十年有长足的进步,临床医师仅能根据病患的症状,以及心电图的变化,猜测他们的冠状动脉有阻塞的问题。

会有这样的盲点,最大的原因是没有人可以及时(realtime)地诊断,即今日的"冠状动脉血管摄影",所以,有不少病患是在死后的病理解剖中,才发现他们是因为心肌梗死而死亡。

虽然诊断冠状动脉阻塞疾病的标准流程一直无法建立,但是在 1945 年时,加拿大的心脏外科医师阿瑟·温伯格(Arthur Vinberg)第一次大胆地替这群被胸痛所苦的病患,进行了试验性治疗,那就是将左侧胸骨下的内乳动脉游离出来,直接将它与心室的肌肉吻合起来，因此这种手术方式就被称为"温伯格手术"（Vineberg procedure）。

这种将绕道用的血管不直接与冠状动脉主干接合的手术，照理说无法给予阻塞的血管适当的血流，所以不应对胸痛的症状有改善的效果，吊诡的是，依然有不少病患在手术后觉得身体健康有进步。

如果你问我为何温伯格手术会有这种意想不到的结果，我只能说是"运气"的问题。因为冠状动脉的终末端分支都是弥漫在心室的肌肉层里，所以，只要内乳动脉幸运地吻合到这些血管，自然心肌的血流量增加，就可以改善其因为缺血而造成的胸痛症状，反之则没有这种效果。

除了温伯格医师之外，从20世纪50年代开始，终于有医师开始研究冠状动脉阻塞疾病的外科手术，如苏联的杰米寇夫（Demikhov）、加拿大的穆里（Murray）以及美国的萨比斯登（Sabiston）医师等，不约而同以狗为对象，成功完成了冠状动脉绕道手术，奠定了可以在人类身上实施相同手术的基础，而此时所缺乏的，就是可供外科医师参考的"冠状动脉血管影"诊断方法。

终于，在1959年的10月30日，一次意外事件促成了今日冠状动脉血管摄影能够普及，让外科医师可以依据其显示的阻塞

Section 2. 亡者的脉搏

血管，为日后标准化的冠状动脉绕道手术做好准备。

当时在美国克里夫兰医疗中心（Cleveland Clinic）服务的心脏内科医师曼森·桑斯（Mason Sones），正替一位 24 岁的风湿性心脏病患者进行"主动脉摄影"的检查，结果粗大的导管在注射显影剂时，竟然意外地卡进患者的右侧冠状动脉里，虽然造成了它的显影，可是也导致该名患者心跳短暂停止，差点儿因此丧命。

因为这次意外事件得到了灵感，桑斯采用了较小的导管，试着替患者做冠状动脉的血管摄影。只不过当时的方法是非常不人道的——由于当时的 X 光机较简陋，无法随拍摄角度移动，于是桑斯只好将病患五花大绑在检查台上，利用检查台做各种角度的翻转，希望能拍摄清楚的"冠状动脉血管摄影"影像。但这是一种耗力的检查，病人得被绑在检查台上好几个小时，不像现今的心导管检查设备，病人只需躺在检查台上，而 X 光机绕着他移动，一位熟练的心脏内科医师，可能不到 10 分钟就可以完成检查。

桑斯虽然让冠状动脉血管摄影的检查成真，但一开始外科医师并没有采取前述在"狗"身上成功的经验，反而分成两派：一派并不看重冠状动脉摄影的结果，仍然是抱着温伯格手术的信仰不为所动；而另一派则是依照检查的发现，打开冠状动脉，将里面的硬块清除，最后把打开的血管用静脉血管的补片（patch）缝合，以加大血管的内径。

上述两种临床的方法，效果都不是很稳定。温伯格手术的原因在前面已解释过了，而利用血管补片（patch repair）的方法更是不尽理想，常在手术后很短的时间内，冠状动脉立刻就被血栓充满。归纳其原因其实很简单，这种手术只是把冠状动脉主干内的硬块消除而已，细小而分支的部分依然被硬块占据，所以效果自然不好。

1964年2月，冠状动脉血管摄影的技术虽然没有传到苏联，但外科医师克勒索夫（Kolesov）却另辟蹊径，完成了人类史上第一例真正的冠状动脉绕道手术。

克勒索夫医师利用自制的放大镜与精细的小剪刀，游离了左侧胸骨下的内乳动脉，然后利用手的触觉以及超声波的辅助，找到了冠状动脉因为硬块而狭窄的部分，然后将内乳动脉作为"搭桥"的血管，解决了病患心肌缺氧的问题，成功地让动脉成为绕道手术主角。

虽然克勒索夫医师成功用内乳动脉开创了冠状动脉绕道手术的先河，但由于人类的内乳动脉只有左右各一条，当病患有多处的冠状动脉狭窄或阻塞时，外科医师难免捉襟见肘，为了解决这个问题，阿根廷籍的医师法瓦洛（Favaloro）就利用脚上的静脉

Section 2. 亡者的脉搏

作为搭桥的另一个主角,让冠状动脉绕道手术有了全球皆可遵循的标准化程序。

原来法瓦洛也是在克里夫兰医疗中心服务的医师,看到了桑斯划时代的发明,又看到前辈医师采用的温伯格手术与血管补片的方法均成效不彰,于是他绞尽脑汁想找出解决的方案,最后在肾脏移植里找到答案。

当时"肾脏移植"在克里夫兰医疗中心也是刚起步,但由于经验不足,所以在取下捐赠者的肾脏要重新移植在受赠者的身上时,有时候会遇到血管的长度不足,逼得外科医师只好想办法解决。因此,有人将脑筋动到脚上的静脉,取下了一小段的脚上静脉,作为移植手术中"延长"血管之用。

参加了类似手术的法瓦洛目睹了上述的"意外",也看到了前辈医师解决的方式,于是他看到脚部静脉的方便与优越性,试着将它作为搭桥的另一个主角。

自1967年起,法瓦洛开始大量使用脚上的静脉治疗冠状动脉阻塞疾病;到了1969年底,就已经累计施行了570人次的冠状动脉绕道手术,并且将成果发表在国际级外科医学会议与世界知名的医学期刊上。

不过,因为他是阿根廷人,手术成果又十分优异,当时可以说是独步全球,自然引起了很多人抱持怀疑与保留的态度,甚至在1970年初于伦敦举办的第六届世界心脏医学年会上造成很大的骚动，来自全世界数以百计的外科医师将狭小的讲堂挤得水泄不通，心胸狭隘的主办单位一度因为人数太多想拖延或取消法瓦洛的演讲，不过会议还是照常进行了下去。

会场上法瓦洛采取了十分开放的态度，除了毫无保留地与大家分享丰富的个人经验与影片外，更在伦敦示范整个手术的过程，令人吃惊的是，他还广泛邀请任何对他手术质疑或者有兴趣的医师到克里夫兰医疗中心参观他的手术室与成果，渐渐让冠状动脉绕道手术有了一套全世界接受的标准化程序。

当我在研读这段历史时，心中一直有个很大的疑问，以当时法瓦洛在冠状动脉绕道手术领先的地位，为何日后不能像他同时期的外科医师科克林（Kirklin）、库里（Cooley）一样成为世界知名的人物呢？最后，我在他的一篇自传文章里找到了原因。

原来法瓦洛在1970年底，就志愿回到祖国阿根廷，立志要为医疗资源贫乏的拉丁美洲训练心脏疾病相关的医师，而事实也如他所愿，从那时候到1998年为止，经由他训练而"出道"的心脏专科医师有350位以上，遑论这些人的徒子徒孙。

读到这段历史记载之后，我心中的疑问终于豁然开朗，以前总搞不懂拉丁美洲明明是属于医疗水平较落后的地区，为什么可以出一些闻名遐迩的心脏外科医师，像是发明治疗心衰竭的"左

| Section 2. 亡者的脉搏 |

心室缩小手术"（又称 Batista 手术）的巴西籍巴地斯特（Batista）医师，以及发展"心脏不停跳冠状动脉绕道手术"的阿根廷医师贝内第（Benetti）等人，知道了法瓦洛的贡献之后，就没有什么好奇怪的了。

为了一句"搭桥"，让我用心整理了有关"冠状动脉绕道手术"的相关历史，除了发掘其中艰辛的历程之外，也看到了法瓦洛医师感人的故事，而且冥冥中也发现一个有趣的巧合，那就是法瓦洛立志回拉丁美洲发展时，他的年纪是 47 岁，而今年和他同年纪的我，也用笔诉说了这位无私贡献，却少了明星光环的世界级心脏外科大师。

或许你会有个疑问，那"冠状动脉气球扩张术"或其支架的置放，我为何只字未提？道理很简单，除了我是心脏外科医师，有种"老王卖瓜"的自我优越感外，上述的治疗方式，要到 1977 年时，才由内科医师安卓斯·格鲁士（Andreas Gruentzig）完成第一例的冠状动脉气球扩张术，这比克勒索夫或法瓦洛晚了很长的一段时间，更别说在他 10 年后才有的支架置放技术。

所以，在冠状动脉阻塞疾病治疗历史上，首开先例的是外科医师呢！

脑死也有价值

2013 年 12 月，两位女性病患在美国社会上激起了涟漪，让"脑死"（brain death）这个议题再次引起了大众广泛的讨论。

第一位病患是在美国加利福尼亚州奥克兰的贾西·麦卡锡（Jahi McCath）。13 岁的她罹患了"睡眠呼吸中止症候群"（Sleep Apnea Syndrome），所以在当地的儿童医院接受手术，不幸的是，手术的并发症造成了她脑死的情况。

根据当地的法律规定，病患一旦经由医疗专家确定为脑死的状况，医院可以采取断然的措施，不需要家属的同意，直接放弃该病患所有的维持生命的手段，放任其停止呼吸心跳。

但是贾西的母亲奈拉·温克菲尔（Nailah Winkfield）全然无法接受这样的结果，于是向法院提出了抗告，不准医院放弃治疗措施，而且提出了转院的要求。

| Section 2. 亡者的脉搏 |

法官接受了她的抗告，但是只准许了第一项的要求，对于转院一事，则暂时予以驳回，因为转院的要求一旦获准，则代表了贾西要进入长期照顾，儿童医院的医师必须为她做好"气切"（以便长期接上呼吸器）及"胃灌食管"两项手术，但是医师们觉得这是无效医疗，徒增医疗资源的浪费，基于此法律，医师们得以拒绝。

即使如此，贾西依然接上了呼吸器与鼻胃管，继续在儿童医院里与死神搏斗，而她的母亲则继续上诉，除了抱着仍有奇迹出现的可能外，也希望"转院"的要求能被法官批准。

第二位主角是33岁的玛莉丝·穆洛兹（Malise Munoz），有一天被丈夫发现昏倒在家中，随后被送到了得克萨斯州的约翰·彼得·史密斯医院（John Peter Smith Hospital）。由于可能是"肺栓塞"造成突发性心肺衰竭，所以即使医院全力抢救暂时保住性命，最后仍是被医疗专家判定是脑死。

和前面的贾西不一样，玛莉丝因为怀有14个星期的身孕，根据得克萨斯州的法律规定，怀孕的妇女即便是脑死，也不得随便放弃其维持生命的手段，必须要确定腹中胎儿的情形才能有所动作。

不过玛莉丝的丈夫艾瑞克·穆洛兹（Erick Munoz）却代表家族向法院提出诉讼，请求法官裁定医院不使用他太太的维生器材，因为她在生前曾明确表示，她不能接受自己有什么意外而必须没有尊严地靠着维生器材苟活于人世。

前述的两个案例几乎同时间在法院诉讼，自然引起了全美的关注，不只医疗从业人员，社会各界又再度对于"脑死"这个议题展开热烈的讨论。

关于脑死的诊断、定义与其发展，虽然是1968年由哈佛大学最先公布其判定的标准，但所有的学者却一致公认是法国的两位医师莫拉雷（Mollaret）及古隆（Goulon）先吹皱了这一池的春水。

莫拉雷两人在观察了23位病患之后，首先提出了"超越昏迷"（le coma dépassé）的概念。他们发觉这些人已失去了人类与环境互动的四大要素：意识、运动、感觉以及种种的反射。因此他们没有办法自主呼吸，需要靠呼吸器维持；他们的生命特征不稳定，要有大量的强心药物支撑，而身体的电解质很容易流失，常常要医师给予必要的输液补充。

为什么莫拉雷两人会去特别观察这样的病人？原来是在20世纪五六十年代，小儿麻痹病毒肆虐全世界，造成了呼吸器使用大增，刺激了呼吸器与加护病房的发展，让急重症病患的照顾突飞猛进，结果虽然是救活了不少人，但也产生了一个棘手的情形：就是在这之前没有机会存活的病患，因为维生器材的发明得以延

| Section 2. 亡者的脉搏 |

续生命。那些没有治愈希望的病患，占据了已经十分拮据的医疗资源，变成沉重的负担。

你可能会好奇，哈佛大学为何要公布"脑死判定标准"？表面看来是要从医疗的角度，找出莫拉雷两人认定失去治愈希望的病患，但是另一个最重要的目的，是为了"器官移植"铺路。因为很多器官的移植，诸如心脏、肝脏移植，必须在供体（donor，即捐赠者）还有心跳、血压的状态下，才能摘取器官供做受体（recipient，即受赠者）之用。1967 年，心脏外科医师巴纳德（Christian Barnard）在法令松散的南非，完成了全世界第一例心脏移植，自然刺激了美国加速主导"脑死判定标准"。

哈佛大学医学院公布的"脑死判定标准"是为了"器官移植"做准备，虽然其用心不言而喻，但细看标准却嗅不出任何这样的意图。不过根据学者季科弥尼（Giacomini）在 1997 年撰文揭示的秘密显示，其实当初在标准里有一句这样的叙述：

存在委员会面前的问题，不只是定义"脑死"这么简单，而且订定这一标准并非是要加速"器官移植"。

因为怕给人有"此地无银三百两"的感觉，最后此段叙述被当时的哈佛医学院的院长罗伯特（Robert Elbert）删去。

所以，不管你听起来舒不舒服，脑死判定标准的最大目的，是在增加"死亡"的定义，把所谓的"脑干死"（其实脑死的判定中，都是在测定脑干的功能），也判定是另一种死亡——传统的死亡认定是在心跳、血压和呼吸完全归零才算。

为了强化这种"脑死"也符合死亡的定义，1981年美国总统的医疗顾问团也发表了所谓"死亡判定指引"，其中说道：

> 脑死或脑干死，可以确定是脑功能的不可逆状态，必须在短时间内心跳终止；它是意识与呼吸功能的不可逆消失，代表脑的器质性伤害已达到生命的不归点（the point of no return），意即死亡。

台湾也在医界与当局的努力下，于1987年6月19日公布了《人体器官移植条例》，加入了"脑死"也是死亡的一种宣告，才使得维生器材下暂时保命的"供体"，能在有心跳及血压的情形下，摘取其器官作为移植之用，嘉惠濒临死亡的病患。

你可以想见，当哈佛的"脑死判定标准"公布后，各国纷纷跟进，于是乎器官移植开始蓬勃发展。以前不能施做的心脏、肝脏移植进入了一个全新的纪元，给予很多原先无法存活的病患一线生机。

Section 2. 亡者的脉搏

但是有关移除脑死病患维生器材的立法，可能是基于人道的关系，并没有像器官移植一样广获认同，而是得视国情和地区情况而定，别人不说，至少目前台湾地区还没有照这样的精神，去强制执行这种医疗作为。

在哈佛提出了脑死判定标准以后，是不是全部的医疗机构都遵循了同一个制式标准呢？我想答案是值得商榷的。

2008年，美国马萨诸塞州医院总院的医师格利尔（Greer），在知名的《神经学》（Neurology）期刊上，发表了一篇令人震撼的研究报告。他以全美排名前50的神经科专科医院作为对象，请他们提供有关"脑死判定标准"的执行方法，虽然只有41家机构愿意提供，但其中竟然出现了很多分歧：不管是执行医师的选择、判定确为脑死的必要次数、移除病患呼吸器的测验或其他辅助检查的选择上，都出现了许多"各吹各的调"的现象，说明了脑死判定标准虽定义明确，但各医院为了找寻符合它的方法选择，竟然各有不同。

连知名的医疗机构都有这样的歧见，所以从1968年以来，一直都有不少医师、社会学者、心理学家，甚至宗教领袖，常会出现与脑死判定相左的意见，自然也不会让人觉得奇怪。但是你会发现，由政府强势主导脑死判定标准的国家，民众对于无效医疗与器官移植的接受度较高。

因此，不容否认，"脑死判定标准"是为了一定目的而制定的规则，从节约医疗资源的观点来看，是可以减轻某些重症病患对国家社会的负担；但是从救人的立场来看，脑死的病患，虽然说起来不好听，他们死前的"剩余价值"，是成就了某些病患能够继续存活的条件。

最后，我用一则亲身经历的故事，来为这篇文章做脚注。

2010年6月，我随着振兴医院的心脏移植团队，前往越南河内市的越南军医大学附属第一〇三医院，协助该国完成第一例心脏移植。

接受心脏移植的病患没有什么争议，但捐赠者的条件，以现今全世界的标准而言，都没有达到"脑死"的条件——他是一个年轻的贩毒者，被警方逮捕讯问后自己用签名的笔插入眼窝而直达脑部，造成了昏迷不醒。

为何这位年轻人会这样做？这是因为贩毒在越南几乎都会被判处死刑，所以他才会选择自杀。而他为何最后被选为"心脏移植"的供体？那就要从越南现行的医疗环境谈起。

由于医疗资源并不宽裕，越南的医疗费用相当昂贵。很多伤重昏迷的病患住到医院的加护病房后，付不出钱的家属会采取相应不理甚至躲避的态度，逼得政府使出手段，将这样的重症病患姓名经由国营电台公布，规定若干天之后要是家属仍持续不理

Section 2. 亡者的脉搏

会,医院有权不采取任何治疗手段,放任其自然死亡。

因此,那位自杀的贩毒者被医院留了下来,成为越南第一例心脏移植的供体。

主导这次心脏移植的越南军医局阮将军,他在术前说服我们团队,希望能利用这位年轻人作为捐心者。具体的谈话内容我已记不清楚,但在私下聊天的场合他常用"负担"(burden)和"贡献"(contribution)两个字来强化那位年轻人成为捐心者的正当性——"负担"属于他的家属,也属于这个没有全民保健,没有脑死判定标准立法的国家;而"贡献"则是他最后的"剩余价值",对于那位因为心衰竭所苦的病患来说是最大的贡献。

叶太太的由来

同事茵茵是"体外循环师",工作的职责就是在心脏手术时,负责操作俗称"心肺机"(heart-lung machine)的"体外循环"(extra corporeal circulation,ECC)机器,让心脏外科医师在人为操作的环境下,使得病患心肺功能暂时停止,成为没有搏动的"无血"(bloodless)状态,抢时间完成开心手术。

所以,心脏外科医师的技巧好不好固然可以决定开心手术的成败,但若是缺乏有经验的"体外循环师",再好的手术技巧亦可能是徒然,因为病患可能会死于体外循环的种种并发症,诸如流血不止、灌流不足造成的中风、肝肾衰竭,或者是气栓病(air embolism)。

既然体外循环师如此重要,你一定也可以想象,在心脏外科医师的值班过程中,这些幕后无名英雄必定要跟着不分昼夜地奋

| Section 2. 亡者的脉搏 |

斗，尤其在紧急的开心手术之后，如果病患的心脏功能没有办法立即恢复，造成无法脱离体外循环机的情形时，心脏外科的医师就得和体外循环师一起苦恼地想办法帮助病人脱离它的援助。

除了上述的工作，体外循环师有时还得负责一些额外的繁重业务，这也是茵茵在值班时，在某些状况下要称呼自己为"叶太太"的原因。

不明就里的人会以为茵茵可能已经嫁人了，或是她有个贴心的"叶"姓男友会来医院陪值班，但是上述的说法都不成立。而是茵茵在值班时，若加护病房里有病患靠着"叶克膜"延续生命时，任何操作或突发状况发生，身为体外循环师的茵茵就得出面排除问题，随时候命。

"叶太太"的自称，是茵茵在值班时的自嘲！

也许你不知道"叶克膜"为何物，但是在新闻版面上，它一直是常客。光是台大医院至2014年4月17日为止，经过了20年的努力，已经替2000个病患安装上了"叶克膜"延续生命，不只在亚洲医界排名第一，和全世界的医院相比，亦是名列前茅。

当然，叶克膜在台湾并非今日才威名远播。早在2006年，当时的台中市市长夫人邵晓铃女士，为了高雄市市长选举南下帮忙，回程时却在高速公路上发生了重大车祸，她最后就是靠叶克膜保住一命；2014年有意挑战台北市市长大位的台大名医柯文哲，就是号称全世界最厉害的"叶克膜专家"，常常借由他犀利的发言，让普通大众认识被昵称为"叶医师"的"叶克膜"。

叶克膜究竟是何方神圣呢？它的原名是"extra-corporeal membrane oxygenation"，医疗上的翻译应该叫"体外膜氧合"，或是"体外膜肺"。但由于直译常让一般民众不知所云，因此，在它刚引进台湾时，亚东医院院长朱树勋医师利用了它的缩写"E.C.M.O"，将它音译为"叶克膜"，使得它比较亲切，也容易朗朗上口（虽然听到之后，还是不知道它是什么东西）。

简单来说，叶克膜是一种医疗急救设备，用以协助对当前的医疗方法皆无任何好效果的重度心肺衰竭病患，进行体外呼吸循环的氧气交换，此举能暂时替代患者的心肺功能，减轻其负担，也能为医疗团队争取更多的时间，想出办法救治该名病患。

只是三言两语带过，想必各位读者已对叶克膜肃然起敬，觉得它是个了不起的机器——它的确也是如此，尤其隐藏其后的，说它代表了一部简要的心脏外科发展史也不为过。

在心脏外科手术的演进中，最难的莫过于要找出方法，让心脏暂时停止跳动，呈现静止柔软的状态，以方便手术顺利进行，而在这段时间，要能有机器取代它的功能，源源不断提供给身体"充氧血"。

早在19世纪，科学家们就绞尽脑汁，要利用充氧血灌注离

| Section 2. 亡者的脉搏 |

体的器官，以延续其活力。这些实验看起来就令人毛骨悚然，不敢恭维。

在 1812 年，法国学者朱利安·尚·切萨罗·加卢瓦（Julien-Jean Cesar le Gallois）就做了有上述概念的实验。他将一只兔子砍头，想用其他兔子动脉的充氧血灌注这颗离体的头，却因为没有合适的"抗凝血剂"而失败。接着在 1821 年，另外两位科学家都门斯（Dumans）及普雷沃斯特（Prevost）找到了让血液暂时不凝固的方法，于是到了 1849 年，罗贝尔（Lobell）就利用这一方法，灌注了实验动物离体的肾脏，让它存活了一段时间。

而学者布朗·赛卡尔（Brown Sequard）有了上述的实验激励，在 1858 年模仿了加卢瓦的方法，利用加压注射血液的方式，做了离体的狗头实验，第一次提出了缺氧 5 分钟，会对脑组织造成不可逆的伤害，而且这个观念保留至今。

但是利用活的动物血液，去灌注其他离体的器官是比较麻烦的方式，于是也有不少科学家想出替代办法，就是将离体的血液，直接变成充氧血，作为灌注实验器官的来源，这种制造充氧血的工具可称之为"氧合器"（oxygenator），也可说是"人体肺脏"的雏形。

最有名的例子是 1882 年在德国同一实验室的三位同事。

第一位是生理学家冯·施罗德（Von Schröder），他利用氧气的气泡，成功将密闭容器内的血液的氧气饱和度提高，这就是后来"气泡式氧合器"（bubble oxygenator）的原型。而另两位施罗德的伙伴，弗雷（Frey）及格鲁伯（Gruber），却利用了不同的方法，将血液曝露在充满氧气的旋转薄片上，达到了增加血中氧气饱和度的目的，亦即是简单型的"薄片氧合器"（film oxygenator）。

上述两方的发明各有其拥护者，也提供了诸如学者霍克（Hooker）与理查德斯（Richards）分别于1910年及1915年获得灵感后，将它们修正与改进。不过此时仍有个大问题：那就是随着实验的规模变大与用血量的增加，原有的抗凝血方式已不合时宜，直到一位医学系学生的发明出现，才使得问题迎刃而解。

杰·麦克莱（Jay Maclean）是一位在约翰·霍普金斯大学实验室做研究的学生，他在1916年的时候，借由萃取狗的心肌细胞，成功找出一种可以阻抗血液凝固的物质，而这种物质也可以在狗的肝脏里找到，因此被取名为"肝素"（heparin）。自此，科学家才能顺利朝设计真正的心肺机前进。

1920年到1950年，确实有几个心肺机的雏形被设计出来，不过由于材料科学还不甚发达，仅流于实验室使用的范畴。加上两次世界大战的蹂躏，欧洲大陆民生凋敝，所以在第二次世界大战之后，几乎所有的重要医学研究都渐渐由美国开始主导，自然

| Section 2. 亡者的脉搏 |

连"心肺机"也不例外。

虽然号称有秘密使用于战争的先进技术被释出,早期的心肺机在美国仍不够成熟。抱着必死决心的外科医师,屡次使病患曝露于"险境"中,看看下面有关医学期刊的报告,就能了解其中的曲折。

1951年到1955年,有18位病患在6个不同的医学中心,以使用"心肺机"的方式做开心手术,结果只有一例存活,不过熟悉内情的医师都知道,不敢见诸期刊的死亡人数,可能有好几倍之多。

唯一接受开心手术并存活下来的病患,是由杰弗逊医学院(Jefferson Medical College)的约翰·吉本(John Gibbon)医师完成的,其成功的故事也是蛮传奇的,可以在这里与读者分享一下。

原来吉本医师研究心肺机不是为了做开心手术,而是想解救"急性肺栓塞"(Acute Pulmonary Embolism)的病患。在做了十几年的研究之后,他得到了IBM工程师的协助,设计了一台重达2000英磅,由复杂机械组合成的心肺机,更可怕的是,它使用时必须要有三位工程师随侍在侧,避免有突发状况时造成手忙脚乱的情形。

吉本医师利用这台心肺机替4位病患进行了开心手术。第一位病患是个15个月大的婴儿,结果因为诊断错误,小婴儿直接死在手术台上。

第二位病患是 18 岁的女性，罹患了"先天性心房中膈缺损"（Ventricular Septal Defect，VSD），在 1953 年 5 月 6 日，吉本医师替她实施修补手术，但由于抗凝血剂肝素使用不足，没有多久心肺机出现血块，于是他只得草草结束。还好手术是成功的，病人也存活了下来。

至于第三位及第四位病患，都因为手术中的突发状况而不幸死亡，让吉本医师觉得灰心丧气。一方面他觉得心脏内科术前诊断未臻成熟，会让手术濒于迷航的情况，陷病患于死亡风险；另一方面，他对心肺机用于开心手术有着严重的不信任感。所以，学者性格的他就此封刀，宁愿往学术研究方向努力，也不愿再投入开心手术。

但吉本医师不是藏私的学者，他将十多年的研究成果，连同心肺机的设计分享给在马约诊所（Mayo Clinic）服务的约翰·科克林（John Kirklin）医师，让他的团队设计出更先进的机型——马约·吉本式心肺机（Gibbon Heart-lung Bypass Machine），使得科克林医师得以在它的帮助下，在 1958 年替 8 位病患实施开心手术，而且竟然有一半的患者存活，降低了开心手术的难度。

在同一时期，其他美国医学中心的团队也陆续设计出成功的心肺机，像是在明尼苏达大学医学院（University of Minnesota

| Section 2. 亡者的脉搏 |

Medical School）的团队使用迪沃（DeWall）氧合器的机型，还有在克里夫兰的团队，以凯·克罗斯（Kay Cross）氧合器组出了新型的心肺机，慢慢在开心手术中累积经验，让心肺机逐渐在20世纪70年代之后，成为开心手术安全进行的重要辅助。

不过前述的心肺机都脱离不了气泡式与薄片式的氧合器设计，常在开心手术后产生很多并发症，主要原因还是充氧过程造成血球破坏而溶血，导致病患在术后容易有出血不止或器官衰竭的情况发生。

随着材料科学的进步，科学家在人工肾脏的设计中找到灵感，把氧合器设计成今日众多微细小管组合成的薄膜氧合器（membrane oxygenator），此举除了增加氧气在血液中交换的速率之外，也降低了血球的破坏，让开心手术后的并发症大幅减少，使开心手术的技术得以突飞猛进。

故事说到这里，我想读者们心中会有个疑问，那叶克膜和心肺机有什么关系呢？那必须要从20世纪70年代后两个重要的医学研究说起，这次病患又被当成了实验品，在生死一线间挣扎。不同的结果，造成了日后"叶克膜"被赋予延续重病病患生命的角色，实在是当初始料未及的，且听我下回分解。

心肺机大跃进

心肺机内的氧合器由于材料与设计的进步,促成了开心手术的蓬勃发展,而另一类情况危急的病患,也因此而得到救治的希望,从而催生了叶克膜的使用。

在1972年,一位在加利福尼亚州的年轻人发生了严重的车祸,而这个伤害导致了他全身多发性的创伤,其中包含大动脉的撕裂伤。医疗团队费尽心力抢救,虽然命是保住了,但也产生了严重的并发症——成人呼吸窘迫症(Adult Respiratory Distress Syndrome,ARDS)。

成人呼吸窘迫症产生的原因其实是相当复杂的,而且致病机理在当时也是莫衷一是,不过其结果却大致雷同,就是病患的肺部会发生严重浸润性变化,使得血氧交换失常而危及生命安全。简单地说,就是病患的肺部功能已经有衰竭的现象。

Section 2. 亡者的脉搏

诊治上述病患的团队，是由唐·赫尔（Don Hill）医师领军，在山穷水尽之际，相当大胆地使用"简化"的心肺机，让这个年轻人的肺部获得暂时的休息，结果在三天之后，竟然奇迹般的使病患肺部浸润现象与氧合能力的情况逐渐改善，在医疗团队努力之下，随后机器成功拆除，病患最终存活了下来。

赫尔医师在期刊上发表了这一成功的案例，在当时确实引起了极大的震撼。因为传统心肺机的使用，只为了几个小时的开心手术而设计，其中最重要的关键是氧合器，传统的"气泡式"与"薄片式"没有办法应付长时间的使用，而新发明的"薄膜式"氧合器，却在上述患者身上证明可以超越原来的界线，为肺部功能损伤的患者提供更长的支持时间。

另一方面，在 20 世纪 70 年代起，"加护病房"的概念开始萌芽，很多重症的病患虽得到较好的照顾，却让成人呼吸窘迫症的病人有逐步增加的趋势。所以赫尔医师的成功经验，恰巧给了这类患者希望，避免了原来医师们只能袖手旁观，眼睁睁看着病人无助地死去的宿命。

赫尔发表报告后，世界上也有几个零星成功的病例被刊登出来，让美国国家心肺血液研究所（NHLBI）在 1975 年决定，出资让临床医师研究，以这种体外氧合器（Extra-Corporeal Membrane Oxygenation，即叶克膜的名称由来），治疗成人呼吸窘迫症的患者。

原来的计划是要提供300位成人呼吸窘迫症的患者,以叶克膜作为延续生命与治疗的工具,但是在1979年为92位患者治疗之后,临床实验就被终止,因为NHLBI发现,只有不到一成的病人存活。

以今日的眼光检讨当初的这份报告,会发现这个临床实验的本身犯了很大的错误,如病患选定的误差,新的技术不熟练,还有1976年的流感大流行等。治疗设定的方向也很有问题,因为成人呼吸窘迫症本身就是各种重大伤病(如败血症、多发性创伤等)患者的同一病征,叶克膜只是提供肺功能暂时的支持,如果没有针对病患的主要伤病对症下药,自然也救不了他们,惨痛的结局一定无法避免。不过同时,叶克膜在另一个战场却立下了大功。

1975年,在加州大学附设医院,由巴特利(Bartlett)医师领军的团队,率先以叶克膜救活了一位罹患肺透明膜病(Hyaline Membrane Disease)的新生儿。

肺透明膜病,又称为"新生儿呼吸窘迫症候群"(Neonatal Respiratory Distress Syndrome,NRDS),指出生后没有多久的婴儿呼吸出现困难的现象,常见于早产的婴儿身上。起因是肺表面活性物质缺乏而使得肺扩张功能变差,肺泡壁至终支气管壁有透

| Section 2. 亡者的脉搏 |

明膜，导致肺功能不足，危及生命安全。

巴特利在1981年发表了45例新生儿呼吸窘迫症候群使用叶克膜的报告，结果有25例存活，带动了其他医学中心群起效仿，所以1982年到1984年，密歇根大学开启了前瞻性的研究，用科学论证的方法证实新生儿呼吸窘迫症候群的患者在使用叶克膜后，将近九成的婴儿都可以存活。

成功的经验很快被全美复制，截至1986年年底，18个医学中心，经手总共超过700例新生儿呼吸窘迫症候群的患者，救活了超过九成以上的患者，造福了原先无法存活的小生命。

因此在1989年，全世界有使用叶克膜的医学中心，联合成立了体外循环生命维系组织（Extra-Corporeal Life Support Organization，ELSO），除了提供经验分享外，也举办年会，鼓励大家在网站将个案统一登记，作为临床分析与研究之用。截至目前，有170家医学中心加入这个组织，登记的案例数已经累计超过45000人次，其中以新生儿与小孩为最大宗，逼近36000人次，成人患者也突破了2500人次。

谈到这里，大家可能又有疑惑：叶克膜不是主要用在婴儿身上吗，为什么成人又可以使用啦？要解答这个疑问，就要从心肺衰竭的成人患者说起。

如我前面所言，叶克膜的发展是拜心肺机成功所赐，因为叶克膜本身就是一台简易型心肺机，它的管路转接方式可以决定其主要用途，如果"充氧血"不是灌注肺动脉，而是全身的大动脉的话，它就是一台可以让心肺循环休息的续命工具。

20世纪80年代叶克膜在治疗新生儿呼吸窘迫症候群上的成功，给了心脏外科医师很大的启示，当时心脏移植正在努力发展，不过由于心脏捐赠的来源短缺，很多心肺衰竭的患者在漫长的等待中去世。于是有心脏外科医师替这些病患装上叶克膜续命，让他们有多一点儿的时间，等到合适的捐赠者出现。

因此叶克膜又成了替"心肺衰竭"的患者争取多一点儿治疗时间的续命利器，不再单纯只是为了救治婴儿肺功能不全的保命方法。

台湾也在1994年引进叶克膜，由于当时健保没有给付，仅使用在那些病况危急但是经济上有负担能力的病患，因此多数人还是高不可攀。不过在2002年时，台湾"中央健保局"将叶克膜的使用纳入健保给付的范围，它的用量就开始节节上升，花费也逐年增加，成了另类的台湾奇迹。

2013年5月25日，台大创伤医学部主任柯文哲医师应邀至马偕医院教师培育中心演讲，他严肃指出，台湾除了洗肾及呼吸器外，叶克膜的使用也居世界之冠，根据健保局数据，2013年共有1274人使用叶克膜，平均每位患者花了766000多元，健保

| Section 2. 亡者的脉搏 |

局共给付了 9 亿 7633 万元，创下了历年的新高。

大炮性格的柯医师也在演讲中不避讳地点出这个数字后的秘密——因为健保给付叶克膜，患者不需付钱，而医师与医院都有了收入，加上医疗纠纷的阴影，让许多不适合或不该装上叶克膜的患者，纷纷使用它来暂时"续命"：如曾经有跳伞坠落的重伤患者，明明已流血不止，硬被装上叶克膜；还有遭遇爆炸的严重烧伤患者，虽然烧伤面积已经超过 60%，产生菌血症（bacteremia）的机会很高，细菌可能卡在氧合器上，造成败血症（septicemia）而死亡，还是被装上了叶克膜。

种种紊乱的现象，让健保局在 2012 年设下了限制，缩小叶克膜给付的范围，却仍遏制不了水涨船高的使用情形。归纳原因，主要还是医疗有太多"灰色"的地带。只要家属不放弃，医师为求脱身，健保局没有办法完全阻止它被不当使用（不管是为了保住颜面，还是避免被提起法律诉讼的疑虑）。

行文至此，我无意挑起所谓"无效医疗"的敏感神经，只是想告诉各位读者，叶克膜在台湾会被滥用的原因，大抵上和管理学里所说的"公地的悲剧"（tragedy of the commons）是相同的道理，因此才造成另类的台湾奇迹！

从心肺机的发明谈到叶克膜，想必各位读者可以明白，叶克膜只是暂时续命的工具，而不是救命的万灵丹，千万别对它有非分之想，尤其是希望人类制造出可以完全替代各器官功能的机器，以当今的洗肾机、心肺机和叶克膜来看，都还无法达到。

叶克膜为何会红透半边天，除了刚好解救到名人，以及媒体的推波助澜，民众不正确的认知也占了其中的一部分，至于要如何阻止它被滥用，让健保资源可用在当用的民众身上，那可不是力量微薄的我可以想出方法来解决的。

希望读了我的书之后，你会有正确的观念，不要像某篇报道说的，有位民众在亲人危急时，到处请求找"叶医师"来救治，那可就贻笑大方了！

| Section 2. 亡者的脉搏 |

福尔摩斯与心肺复苏术

应该是天性加上职业的关系,每次和老婆大人看电视剧或电影,只要出现有关医疗行为的桥段,我总会有如戴上了放大眼镜一般,对其中的细节进行"勘误"与"纠错",常常惹得沉浸在剧情里的老婆大人非常不悦,说我煞风景,破坏气氛。

其实这也不能怪我。我认为,除非故事本身一开始的走向就是设定为无厘头、恶搞的类型,任何电视剧和电影若牵涉医疗作为时,导演在拍摄上应该力求逼真,否则史诗片再怎么波澜壮阔,动作片再怎样刺激紧张,惊悚片再如何血腥暴力,当有如扮家家酒的医疗行为出现其中,任何片子的评价都要大打折扣,因为这是种糊弄观众的失败行为,甚至会给人们不正确的医疗观念。

经过了这些年的观察,除少数以医疗专业背景为主题的影集与电影外(如《医龙》、《急诊室的春天》、《绝命追杀令》等),

很多导演所拍摄的医疗行为剧情，常会出现让我一眼就看出破绽的画面，尤其是剧情牵涉了"急救"的时候。

最常见的错误是在饰演医师的演员身上。当他们手拿电击板，看到眼前病患的心电图监测画面是一条直线（即心跳停止），这位医师会奋不顾身开始电击病患，直到他心跳恢复，或者是失败了多次之后就直接宣布病患的死讯——这是个非常危险的错误。因为在医疗上，电击是用来治疗有严重"心律不齐"的病人（如心室颤动、阵发性心搏过速，可参见前文《"起死回生"术》），而没有心跳的病人应该是要立即施行体外心脏按摩（cardiac massage），若贸然给予电击可能会适得其反，加速病人死亡。

可能有人会和我老婆的想法相同，认为这种挑剔的行为会影响观众的兴致，但我却乐此不疲，反而觉得对影片的勘误会让人在欣赏它时处处充满惊奇。

当然，我对于表现好的影片也不会吝于给掌声，像是电影《福尔摩斯》的第二集《诡影游戏》（A Game of Shadow），剧中有一段急救的过程，我就觉得它很精彩。

话说福尔摩斯和华生一行人终于发现了邪恶教授莫瑞提的地下兵工厂，知道他想掀起欧洲大战，赚取战争财。但是当他们遭受攻击逃出地下兵工厂的时候，福尔摩斯却因负伤过重而导致休

| Section 2. 亡者的脉搏 |

克，没了心跳、血压，饰演华生医师的裘德洛（Jude Law）在确定福尔摩斯的情况后，先是在他的胸口重捶一下，接着开始施行心肺复苏术（cardiopulmonary resuscitation，CPR）——包括口对口人工呼吸和体外心脏按摩。

老实说，裘德洛的动作是很正确，不过看到这一幕的我仍发出了会心一笑，因为他的动作还是有点儿瑕疵——进行心肺复苏术之前的那下胸口重捶，其实是20世纪90年代前的老观念。当时的医师认为病患心跳停止大半来自心室颤动，捶这样一下是希望有如电击的效用，让上述的心律不齐停止，但这种想法经不起时代考验，已被当今的心肺复苏术摒弃不用了。

本来很想把这样的发现与身旁的老婆大人分享，不过又仔细想了一下，发觉自己也落入了一个天大的思考错误——在柯南·道尔（Conan Doyle）创作福尔摩斯的年代（约1887年），是没有所谓心肺复苏术的急救措施，更不要说在急救前给病人胸口那重重的一拳，那时的医学界还在为急救时是否要开胸（open-chest）和不开胸（close-chest）做心脏按摩争论不休。

现代的急救术，一开始并非为了心脏有问题的人所设计，探究其根源，乃是为了拯救溺水的人慢慢发展而来，最早可以追溯到1767年在荷兰阿姆斯特丹成立的"拯救溺水者协会"（the Society for Recovery of Drowned Persons）。据该协会在4年之后宣称，经由他们的帮助，成功让150位溺水者免于死亡。其中主要的方法有下列七个步骤：

一、设法温暖并提高溺水者的体温。

二、以头低脚高的姿势设法清除溺水者口中的残留物及吞下的水。

三、用力压迫溺水者的腹部。

四、用口对口或手动气囊（bellow）吹气的方式，给予溺水者辅助呼吸。（当时已有卫生观念，建议口对口人工呼吸前，要用手帕或衣物盖住溺水者的嘴巴。）

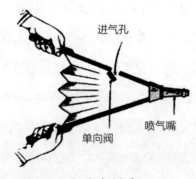

图15　口对口或手动气囊

五、搔弄溺水者的喉咙。

六、用烟熏的方法刺激溺水者（从口腔或肛门灌气）。

七、放血。

前4项的方式大抵目前的急救措施仍有沿用，后面三个步骤

| Section 2. 亡者的脉搏 |

却令人不敢领教，可是在当时，有很多欧洲国家群起效仿，还造成了一股风潮。

为何在 18 世纪开始的急救措施只限于溺水者，而不是心脏病发作的患者？道理其实很简单，因为当时心脏病的病因生理学尚不发达，不知心脏猝死是怎么回事，当然也不知如何救治，但溺水者的情况却是显而易见，自然比较受当时人们的重视。

至于是什么因缘促成了心肺复苏术的崛起，这让我不得不提出"氯仿"（chloroform）这个麻醉剂。

在 1846 年乙醚成为外科手术使用的麻醉药之后，没有几年它就在世界风行起来了，但是乙醚却有持久的强烈气味及刺激呼吸道的副作用，因此英国的产科医师辛普森爵士在经过几年测试之后，提倡了氯仿的使用。

辛普森首先在分娩时使用氯仿替产妇麻醉，此举却招来英国卡尔文教派的大加挞伐，他们引用《圣经》里的故事，认为生育小孩儿本来就应该忍受肉体上的痛楚，不应该接受麻醉。但辛普森反驳说，上帝在亚当身上取出肋骨时就让他进入深度睡眠状态，也就是上帝替亚当先施行了麻醉。

不管双方吵得如何凶，维多利亚女王（Queen Victoria）在她第七个孩子利奥波德王子（Prince Leopold）出生前，就下令接生的医师替她使用氯仿，这让辛普森取得完全胜利，也让氯仿的使用更加流行。

氯仿虽然不是味道很刺激的麻醉剂，不过它有时会抑制心肌，引发低血压，造成休克，甚至导致病患死亡。所以1887年在柏林拉萨若医院（Lazarus Hospital）遇到此问题的兰恩博（Langenbuch）医师，他终于忍不住采用莫里兹·旭福（Moritz Schiff）医师在动物实验中相同的方法，将一位因手术中吸入氯仿而心跳停止的病患胸腔切开，直接用手在他的身体内做起"心脏按摩"。

虽然病患没有被救回，但经由他的报告，确实吸引了欧洲许多外科医师模仿，这其中又以当时执牛耳的法国医界最为风行。不过在往后的几十年，能够被此方法救活的病患却屈指可数，但外科医师并没有轻易放弃这种开胸的心脏按摩。

为何外科医师不放弃上述的方式？说穿了就是当时这样的急救都在开刀房内施行，病患躺在手术台上都消毒了，直接打开胸腔做心脏按摩对外科医师很方便，也让习惯眼见为凭的医师相信这样的方式是快速而有效的。

几乎在同一时间，瑞典的奎斯克（Kraske）医师利用了德国医师柯尼（Koenig）提出的"不开胸心脏按摩术"，成功救活了一位在手术中吸入氯仿而休克的5岁男孩儿，这一成功的经验造成德国医界遍地开花，纷纷出现了成功的案例，虽然不是大规模

Section 2. 亡者的脉搏

的病例数，但却可以明显看出，这样的方法好过开胸那种血淋淋的方式。

如果你以为论战是"不开胸心脏按摩术"占上风，你可就错了。事实上，当时世界上绝大多数的外科医师，甚至直到 20 世纪中期，仍是开胸方式的拥护者。历史学家将这样的结果归结出两个原因：一个是外科医师的高傲心态，总以为自己最行，而且认为"眼见为凭"的急救方式才能快速检验成果，不开胸的方法令他们有疑虑；而另一个原因是当时医界在英法两国医师引领下普遍有"仇德"心态。不开胸心脏按摩术成功的案例多为德国医师提出，看不起他们的法国与英国医界自然怀疑其成果，不屑放弃固有的方法而去效仿德国人。

这样的情况终于在 20 世纪中期改变，这应该归功于在约翰·霍普金斯医院无私的外科医师布莱洛克（Blalock）。

布莱洛克医师当时担任该院的外科部主任，他虽然相信开胸心脏按摩术，但也知道不开胸的方法似乎也不错，于是他在 1958 年批准邦森（Bahnson）及裘德（Jude）两位医师在开刀房内对因为麻醉而造成休克的病患实施不开胸的心脏按摩急救，结果连续 20 个病患都成功救回，至此两种心脏按摩方式优劣立见。

由于约翰·霍普金斯医院成功经验的激励，和在红十字会的推广下，全美对于此种急救方法接受度逐渐增加，许多医院对这类病患用此方法急救。对此美国心脏协会更在20世纪60年代初期委由裘德（Jude）、埃兰（Elam）、戈登（Gordon）、斯法尔（Safar）、叙里斯（Scherlis）等医师，将急救方式制定一套标准化流程，正式称为"心肺复苏术"——当然其中包含不只是心脏按摩的方式，也强调口对口人工呼吸，及其他重要的急救措施。

现今的急救措施在几十年的经验与修正下，对于医疗从业人员的要求也更严谨，连名称也进化了，叫作"高级心脏救命术"（Advanced Cardiac Life Support，ACLS），不只是人工呼吸、心脏按摩有一定技巧，连药物、电击等与急救相关流程都有巨细靡遗的规范，而且通过ACLS的考试也是在医院工作人员的必要条件，并列为医院评鉴的考核重点项目之一。

从溺水聊到"开胸"与"不开胸"的心脏按摩，再谈到无私的外科医师促成急救措施的飞跃。虽然过程看起来似乎很简单，但其中多方的角力与努力绝对不是台面上看到的那般平凡，也绝对比文章里谈到的更丰富精彩。我身为一位科普历史类读物作者，去芜存菁，由繁化简描述这段艰辛的历程，除了让大家了解推动"医疗观念革新"的沉重与缓慢以外，也提醒读者要清楚，当今任何医疗成果都得来不易，没有什么是理所当然，没有什么该轻忽浪费。只希望有心人都可以珍惜当下所有，感恩先人的努力及眼前医疗人员的服务才是。

| Section 2. 亡者的脉搏 |

后记：塞纳－马恩省河的传说

在回顾心肺复苏术的历史时，我赫然发现网络有一篇短文，诉说着一个凄美的故事：原来那个让我们做心脏按摩练习的女人偶安妮，她的名字竟然有这样一段故事……

以下短文，感谢《当艺术已成习惯：阴间来的女明星》作者查映岚小姐[①]提供。

话说百年前的巴黎，曾经有个女孩儿，美貌令众艺术家赞叹惊艳，在波希米亚圈子中无人不晓。卡缪把她比作蒙娜丽莎，在世纪之交的巴黎她是性感女神，是那个年代的嘉宝（Garbo）、芭杜（Bardot）。

只是在她"出道"时就已经是具冰冷的尸体。1880年的某月某日，有人在塞纳－马恩省河捞起一具女性浮尸。——每年在塞纳－马恩省河自杀、遇溺、被谋杀者不计其数，没什么好

---

① "80后"香港人，英国伦敦大学学院（University College London, UCL）历史学士、艺术史硕士。曾于伦敦任职拍卖行及艺术空间行政人员，参与统筹大型展览，并曾为海沃画廊（Hayward Gallery）的当代中国艺术展（Art of Change, 2012）担任研究员，研究领域为中国90年代行为及装置艺术。现已回港任香港城市大学创意媒体学院高级研究助理，书写艺术之余也写文学、电影、戏剧之类，文章见于《主场新闻》、《三角志》、*This is Tomorrow* 等网络媒体及平面媒体。

惊讶的。无名女尸按惯例，送到公众太平间供亲人认领。当时的巴黎太平间就在圣母院后面，市民会到那里找寻失踪的亲人、朋友，不过更多人只是纯粹为八卦。一般黎民百姓没有什么娱乐，所以太平间经常人潮不绝，人们来看那些死状不同的尸体，交头接耳推测他们生前是什么人，死因又是什么。总之是很热闹的太平间。

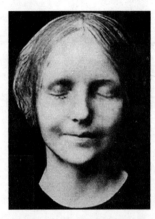

↗图 16　无名女尸的秀气脸庞

　　无论如何，女尸躺在冷硬的铁床上，日复一日仍无人认领，但有一位病理学家惊异于她的美貌，便用石膏模制了她的脸。后来不知怎的，这个死亡面具流传开了，被大量复制，很受文艺圈欢迎，文人雅士纷纷把石膏面具捧回家中，挂在墙上欣赏，是当时最受欢迎的"艺术品"之一。

　　塞纳-马恩省河无名女孩（L'inconnue de la Seine）在新世纪之始成为了美丽的模范。据说欧洲整整一代的年轻女孩儿和女明星，都对她的发型和神秘笑容趋之若鹜，并努力模仿。她也是多位大作家的缪斯女神，如瑞内·墨里亚·里尔克（Rainer Maria Rike）和刘易斯·阿拉贡（Louis Aragon）的小说都曾提过那个美丽的死亡面具。纳布科夫（Nabokov）还写过一首题为

Section 2. 亡者的脉搏

"塞纳－马恩省河无名女孩"的俄文诗歌。艺术家曼·雷（Man Ray）则为面具拍过照片。最令人毛骨悚然的要数英国作家理查德·盖里恩（Richard de Gallienne）的短篇小说《钟爱的面容》（*The Worshipper of the Image*），描述一个诗人深深爱上了这个面具，最终导致他的妻子自杀，女儿死亡。

时至今天，经过无数的考证，女孩儿的身世仍然是个谜，只知道她被捞起时身上没有明显伤痕，应是自杀或意外坠河。但为何这个妙龄少女死后没有任何亲属尝试去太平间找她呢？为何她死时还在微笑？这可能永远都没有答案。

我们只知道女孩的脸比她身躯更长寿。20世纪50年代末，首个心肺复苏训练用的人体模特"安妮"面世，她的脸正是以女孩儿为蓝本，因此塞纳－马恩省河无名女孩儿也被认定是世上被吻过最多次的脸。

我用力回想十多年前学急救时用的塑料模特。或者，我在很久以前就吻过这个可怜的女孩儿了。

永不停止的疫苗战争

最近从捷运站离开，前往敦化南路的诚品书店时，在经过的路上都会看到一面令我十分感动的广告——那是某商办大楼外墙的广告牌，上面的主角是微软的创办人比尔·盖茨（Bill Gates）。

画面里的盖茨，将左手的食指和大拇指分开一小段的距离，而当中的空白被填上了这句话：

根除世界小儿麻痹的目标，只差这一小段距离。

这个广告牌令我动容的，不是一位曾经是世界首富的名人投身公益，而是他所提到的"小儿麻痹"——一种曾经危害许多儿童生命的传染病，在人类的通力合作下，即将和某些害人无数的传染病，一同从人类的现实中销声匿迹。

Section 2. 亡者的脉搏

人类在地球上发展的历史，就是一部为生存而奋斗的记录。除了要克服避免不了的"天灾"，以及不明来由暴起的"人祸"，更重要的一段就是和"疾病"搏斗周旋的历史。

现今很多传染病能够得到预防与治疗，甚至是根除，不仅是药理学的进步，更重要的是如同前述的小儿麻痹一样，源自于人类越来越懂得自身的免疫系统，从其中获得治疗的灵感，进而制造所谓的疫苗（vaccination），通过使用它，达到"预防"疾病的目的。目前已知可利用的疫苗已有数十种，而且数量还在逐年增加之中。

疫苗，根据定义，是利用细菌、病毒或肿瘤细胞等制成，可使人体产生"特异性免疫"的制剂。英文字里的"疫苗"一词是来自英国人爱德华·詹纳（Edward Jenner，事迹另见《搭起救命之脉》）发明种"牛痘"（Cow Pox）的方法，詹纳所创的字源即是"vacca"，在拉丁文中的意思就是"牛"。

詹纳虽然不知人体的免疫系统是如何运作，但是他通过种"牛痘"的方式，让18世纪横行欧洲大陆人人闻之色变的传染病天花（small pox），能够有效被预防，阻止其蔓延，为后面的科学家开启研究的大门。例如像巴斯德和柯霍（Koch）等人，都是据此针对其他的疾病寻求治疗与预防的方法，所以詹纳便因此被奉为"免疫学之父"。

由于后人接续詹纳的努力，终于使得联合国的世界卫生组织（WHO）于1979年10月20日，在肯尼亚首都内罗毕（Nairobi）宣布，全世界已经消灭了天花，还为此举办了庆祝仪式。

不过，回顾这段人类与天花奋战的历史，除了用死伤惨重、血迹斑斑形容这段过程之外，中国人在其中占了十分重要的角色。

根据历史学家考证，在有文字记载之前，天花就已经存在于人类的社会之中。在距今超过3000年的埃及法老王拉美西斯五世（Ramesses V）的木乃伊身上，科学家发现他罹患过天花的痕迹。而历史上对于天花在人类社会肆虐的记载更是不胜枚举，有些甚至还造成了巨大的影响。

曾有史学家认为，公元2世纪到3世纪，古罗马帝国国力日渐衰微，就是和大量人民因感染天花造成的死伤有关。而11世纪到12世纪，东征后回国的十字军骑士们，让天花在欧洲大陆广为散播，有人根据史料记载估算，那时有将近10%的人口因此死亡。甚至在16~18世纪，每年在欧洲因为感染天花死亡的人数超过50万人以上，于是有史学家据此推算，整个18世纪欧洲人口死于天花的总数大约有1.5亿人之多。

历史上虽然把预防天花的功劳算在詹纳身上，但事实上早在他之前的几百年，中国人就知道以"人痘"的方式来预防其传

Section 2. 亡者的脉搏

染了。

清代医家朱纯嘏曾经在《痘疹定论》中说了这样一个故事：约莫在宋真宗或仁宗时期（公元11世纪左右），四川峨眉山有一医者能种痘，被人誉为神医，后来甚至被聘到开封府，为当时的宰相王旦的儿子王素种痘，让王素后来活到了67岁。虽然史学家觉得这段记录应该是道听途说得来的，但我认为，中国的医家向来有"留一手"的特性，所以这个传说也不无可能。

另一位清初的医家余茂鲲在《痘科金镜赋集解》中提到，有关于种人痘的方法应该始于明朝隆庆年间（约为公元1567—1572年），在宁国府太平县有位高人传授这一方法，让种人痘能"蔓延天下"。而乾隆时期的中医师张琰在《种痘新书》中也提到，自己种痘的方法已传承了数代，又说："种痘者八九千人，其莫救者二三十耳。"

所以根据上述的资料推算，中国人早在16世纪以降，就应该掌握了种人痘的方法，而且师承相授，世代相传。

至于种人痘的方法如何实行，清初的医家张璐在其所著的《医道》中，就详述了几种重要的方式，大抵都是先将感染过天花的人身上的组织（如体液、痂皮），想办法"种"到人身上。

最常做的方法是用棉花去蘸天花病人身上的脓疱，得到其中的浆液后，再将它涂到还未患病的人的鼻孔中；如果天花病人身上的脓疱已经干掉了，就用刀取下痂皮，将它磨细后再用银管吹入受种人的鼻孔中。

一般人想不到的是，将此种人痘方法广为推行的，其实是清朝的康熙皇帝。由于他曾经感染过天花而幸免于难，深知预防天花传染的重要性。因此他曾下令全国各地种痘，并且把自己对这件事的看法记在《庭训格言》里。

由于上述种人痘的方法成效不错，很快引起外国人的注意。俄国最先于 1688 年，派了代表来中国学习此方法，而且经由他们传回土耳其和欧洲。其中最有名的例子是英国驻土耳其公使蒙塔古夫人（Lady Mary Wortley Montagu），她在君士坦丁堡学会了种人痘的方法，1720 年，遂在英国替自己 6 岁的女儿施行。

但是，种人痘的方法仍是有其风险的。因为被接种的人会得真正的天花，只是症状较为轻微而已，所以，抵抗力较差的人也可能死亡。而且受种者在没有完全产生抵抗力之前，还是有机会将天花传染给身旁没有得过的亲朋好友，所以他必须被隔离。

至于詹纳所用的"种牛痘，防天花"的概念，其实是来自英国乡间的传说——一个人只要染上牛痘，便不会染上天花。从当时有些人的记载，确实也发现许多挤牛奶的女工曾感染过牛痘，

| Section 2. 亡者的脉搏 |

而她们之中少有人被天花传染。

詹纳在13岁担任外科医师的助手时，无意中从某位挤牛奶的女工口中得知这一传说。他经过了将近20年的观察，发现"牛痘"似乎可以作为遏制天花传染的武器。

历史上虽然没有明文记载，但我相信詹纳应该是从中国人种人痘的方法得到灵感，在1796年5月14日，他进行了史无前例的实验。

詹纳在一位感染牛痘的挤牛奶女工手上，用棉花蘸取了脓疱内的浆液，然后他用干净的柳叶刀，在一位8岁的男童詹姆士·菲利普（James Philips）的两只胳膊上划了几道伤口，然后把脓疱的浆液直接种在伤口上。男孩儿染上牛痘之后，6个星期左右就康复了。而詹纳随后再替他接种天花，结果并没有任何感染的迹象产生，证明了牛痘能使人体对天花病毒产生免疫。

和任何走在时代前端的研究一样，詹纳将重复研究的成果写成论文送到英国皇家学会（The Royal Society），结果不仅报告被打了回票，有心人还附上一张纸条，内容是希望他不要继续目前的研究，以免身败名裂。

不过詹纳并未放弃，在1797年自己筹集经费，刊登了这篇题为"关于牛痘预防接种的原因与后果"（*An Inquiry into the*

Causes and Effects of the Variolae Vaccinae, a Disease Known by the Name of Cow Pox）的研究报告，结果引起正反两方激烈的讨论，有反对者甚至造谣中伤，说种了牛痘会使人头上长出牛角，而且会发出牛的叫声。

不过詹纳的运气比较好，不用等到自己化成枯骨以后才得到平反的机会。有许多效仿他的医师也获得相同的成功，于是在短短数年间，"种牛痘，防天花"的方法逐渐为人们所接受。不仅如此，英国议会在1802年通过决议，给了詹纳10000英镑的巨款，希望他继续研究；英国政府甚至任命他指导新成立的"疫苗接种协会"。

詹纳的梦想是天花永远从地球上绝迹，而确实人类也达到了这个目标。不过科学家仍不敢掉以轻心，将它的病毒株封存在－70℃的环境中，放在美国亚特兰大的"疾病控制和预防中心"（Centers for Disease Control and Prevention，CDC），以及俄国西伯利亚的"国家病毒和微生物技术中心"（State Research Center of Virology and Biotechnology）两个地方。

至此算是概略描述了人类与天花对抗的历史，这样的成果是经历了三四百年的努力才有的成绩，如今小儿麻痹似乎也将步它的后尘，在不久的将来从地球上绝迹，代表了人类在对抗传染病的成绩簿里，又记下了光荣的一笔。

| Section 2. 亡者的脉搏 |

不过,我们能因此放心吗?相信答案是否定的。因为仍有许多威胁人类生命的疾病,依然在我们四周虎视眈眈,等待人类放松的时候大举进攻。所以,人类和疾病对抗的战争,是永远不会停止的,只要人类想在地球上生存一天,就必须克服它们从四面八方而来的威胁。

药命相对论

Section 3.

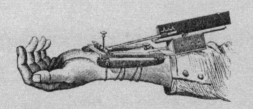

姜医师的神奇药布

姜医师是我的学长，也是骨科的主治医师，人虽然长得并非高大挺拔，英俊潇洒，但由于对待病患始终亲切有礼，除了嘘寒问暖，也不吝说些幽默的笑话，降低病患紧张的情绪，所以深得他们的喜爱。尤其一些上了年纪的婆婆妈妈很吃他这一套，因此让姜医师素有"师奶杀手"的封号。

本人没有领教过他迷倒那些"师奶"的魅力，倒是从手术室护理同人的口中，听到有关他一个"神奇药布"的故事。

话说有位 80 岁左右的老太太，因为左侧髋关节骨折，由姜医师替她做了关节置换手术，手术之后该名病患恢复过程十分顺利，自然让她又成为姜医师另一位"师奶"级的粉丝。

待在病房里的老太太，每天都很期待姜医师查房，当然免不了对病房内外的病患、家属称赞姜医师的医术，她更对姜医师的

Section 3. 药命相对论

话"言听计从",因此很快就跟着复健老师的课程,做了不少的伸展运动。

到了术后的第五天,老太太很兴奋地又称赞了姜医师一件事,不过对姜医师而言,却是有如当头棒喝。

"姜医师,你的医术很好,而且给我用的止痛贴布也很神奇。我出院后,你能不能多开几片这种贴布给我,这样我就不需要常来挂号,还可以分给我的亲朋好友使用。"

老太太立刻秀出大腿的外侧,那里果真有一片类似市面上贩卖的"止痛贴布"。

姜医师看了之后却是冷汗直冒,但仍是口气亲切地对着老太太说:

"婆婆,这是限量的贴布,一位患者开刀只能用一片,而且有管制,外面买不到。"

"啊,是这样哦,好可惜,不然我就可以向亲朋好友介绍来你的门诊拿了!"

姜医师温柔地从老太太身上撕下了那片贴布,告诉她不能贴太久,免得闷出疹子,老太太才悻悻然看着他把那片得之不易的神奇止痛药布带走。

姜医师在撕下那片贴布时已是一肚子火,不过仍是佯装微笑,面不改色。等到他离开老太太的病房,再也按捺不住脾气,直奔手术室,要找那里的护理长兴师问罪。

原来,老太太认为的那片"神奇止痛贴布",并不是含有任何药品的贴布,而是医师在手术时,为了使用"电烧刀"而贴在病患身上的"电烧导电片"。目的是在使用电烧刀切割组织或止血时,提供高频电源的安全回流途径,自然没有什么止痛功能。

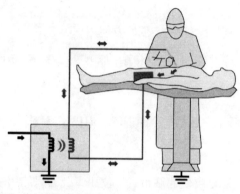

图17 电烧导电片示意图

电烧导电片应在手术完成后,立刻将它从病患身上移除,而不是跟着回到病房。像老太太这样被贴在身上5天,明显是手术室护理人员的疏忽,自然会让姜医师吹胡子瞪眼睛了。

要不是姜医师对病患有神奇的魅力,这件事一旦被有心的家属发现而向媒体告状,那医院的工作人员不免又要被K得满头包了。

听到手术室同人讲了这个故事,我是笑到肚子痛。不过仔细想想,这片电烧导电片虽说不是什么止痛药布,但在外科医疗史

| Section 3. 药命相对论 |

上的发展，说它是神奇也不为过。有了它，外科医师可以用电烧刀在干净无血的环境下从事手术，不仅省时，而且安全，病患更是从此不必再冒着失血过多，或是承担输血的相关风险。所以从"电烧刀"来谈外科历史的发展，确实是个有趣的探索。

在人类为了求生存的历史演进里，"止血"一直是很重要的课题，因为受伤后止不住出血，就是代表死亡。因此为了能够止住伤口出血，我们远古的祖先一定想了很多方法，只是没有文字记载下来而已。

最早有关于止血的文字记录，见于古埃及文明。当时就描述对于出血的伤口可用烧热的石子或铁器，直接烙烧止血，而对小面积出血，也懂得利用植物或矿物制成粉末，称作止血剂（styptic），撒在伤口促进止血。相传在特洛伊战争时，希腊城邦联军的军医马克雷奥（Macheon），利用这一方法替海伦的原配丈夫墨涅拉俄斯（Menelaus）在城墙下止血。

除了压迫止血的方法以外，公元前8世纪左右的印度外科医师撒叙达（Sushruta），第一次利用大麻纤维做成的丝线，将受伤的血管结扎，以防止大量出血。

到了罗马帝国时代，由于对外战事频繁，战伤出血的机会大大增加，只是对于止血的方法没有什么进步，除了止血剂的成分改进外，结扎方式依旧是外科医师的最后手段，超过这一范畴，病患大概只有死路一条。

罗马帝国的外科止血方法一直沿用到中世纪。由于各种火器的发明，造成原先的方法已无法有效阻止大面积的出血，所以更残忍的止血方法应运而生：用滚烫的油，或是烧红的铁棍或铅块，直接接触士兵伤口以达到快速止血。

上述的方式虽然方便，对于病患的伤口却是二度伤害，直到1536年，法国的军医帕雷（Paré）才改变了这一残忍的方式，改以其他人道的方法来处理伤口[①]。

至于那些因为血管破坏而找不到出血点的伤口，帕雷首开先河，发明了一些可以夹住血管的器械来作为结扎血管的工具，让

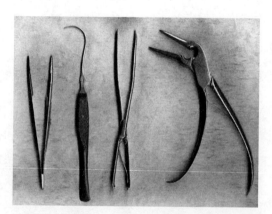

图18 夹住血管的器械［图片来源：2007年《手术的历史》（Surgical History），第107期］

---

① 见拙作《开膛史·人道的外科治疗》一文。

| Section 3. 药命相对论 |

外科医师可以抢救大量出血的病患，以增加其存活的概率。这类器械到了18世纪仍深受许多医师的喜爱。

之后有关外科止血技术发展，我们可以用"皮毛功夫"来形容。因为所有的焦点都放在"外部压迫"的止血工具，如18世纪法国医师杰－路易斯·佩蒂特（Jean-Louis Petit）发明了以螺丝松紧控制力量的止血带，和19世纪发明用于动脉压迫止血，及截肢时控制出血的止血带。

19世纪中叶后，由于麻醉开始广泛使用于外科手术中，因此外科医师能够实施更深层、面积更广的手术，所以不得不面对出血的问题。于是各式精巧的止血钳在多位大师，如马蒂厄（Mathieu）、披翁（Péan）等人的发明与改造下问世，甚至成为

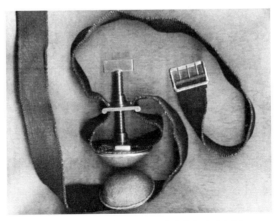

图19 止血带［图片来源：2007年《手术的历史》(Surgical History)，第107期］

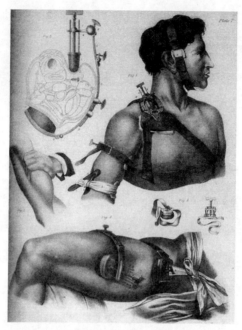

图20 19世纪的止血带［图片来源：2007年《手术的历史》(Surgical History)，第107期］

量产的器械盒。

即使如此，外科医师依然很辛苦，在手术中还必须找出一条条的血管将其结扎，以避免大出血的发生，而血管丰富的病灶，便成为外科医师的禁地，让他们裹足不前，直到电的使用进入研究人体的范畴后，才慢慢改善了这种处境。

在1881年，莫顿（Morton）率先发现，频率高于100kHz[①]

---

① 千赫，Kilo Hertz，简写作kHz，电磁波动频率单位。

Section 3. 药命相对论

的电流通过人体时,并不会造成任何疼痛或痉挛。接着在 1891 年,达松瓦尔(D'Arsonval)也发现这样的电流频率可低于 10kHz,因此激起了更多人对于电流加在人身上的研究。

法兰兹·奈格须密特(Franz Nagelschmidt)在 1897 年时,利用上述范围的电流施加在病患的身上,发现不只有加热的效果,更可以让某些病患达到心神安定的作用。所以他创造了"电疗"(diathermy)一字,宣称电流有此种疗效(目前市面上依然有人在促销这种电椅)。

而 1900 年法国的医师约瑟夫·瑞费尔(Joseph Rivere),仿效了法兰兹的做法,对病患施予电疗,不过由于操作不当,他的电圈火花不小心碰触了病患的皮肤,以至于在病患身上产生烧灼的意外。约瑟夫发现,这样的效果似乎可以用于止血,好奇的他于是将产生电流的线圈直接碰触某位皮肤癌患者的溃疡上,发现伤口竟然可以挛缩止血,这是电疗第一次使用于人体止血的经验。

基于上述的结果,往后 10 年有不少医师在皮肤、口腔、膀胱,甚至是充满血管的痔疮与肿瘤上,大胆使用电流线圈来烧灼与止血,发现可以达到前所未有的效果,于是赛门·波兹(Simon Pozzi)将它称为"电灼治疗"(fulguration)。

而另一位医师多伊恩(Doyen)改进了上述的技术,他在病患的身上贴了可以导电的金属板，发现电流产生的止血功能可以穿透更深层的组织，而它就是刚刚姜医师的那片神奇药布的前身。

整个电灼治疗在1910年有了大幅进步。威廉·克拉克（William Clark）医师在法兰兹及约瑟夫研究的基础上再接再厉，发觉降低电压与提高电流的安培数，能够产生更短、更热、穿透力达到更深层的止血效果，他观察到被这种能量破坏的组织会去碳化，还会呈现脱水的状态，于是称之为"电干燥化"（desiccation），据此他可以用电烧线圈去除更棘手、血管更丰富的肿瘤组织。

由于上述的电烧设备设计都十分简陋，当被公认为是"电烧刀之父"的波维（Bovie）医师，将所有可作为外科医师使用的电流功能（包括电灼、止血、电干燥化）整合在一起，成为一种崭新的电烧刀机器时，可以说是一大创举，开阔了所有人的眼界。

不过，波维医师的创举，若按前面几位医师的模式，顶多只是在医学期刊留名而已，为何他可以如此出名？最重要的原因是，他将这台整合型的电烧刀给了当时的脑神经外科名医哈维·库辛（Harvey Cushing）使用。

1926年10月1日，哈维医师在波维医师的机器帮助下，成功取下了一位64岁病患头上日益长大而血管密布的骨髓瘤

| Section 3. 药命相对论 |

(myeloma)。而这个病人在几天前,因为肿瘤出血太多,使得操作一般器械的哈维医师不得不终止手术。

自波维和哈维两位医师合作开始,电烧刀成为手术时的基本配备,而波维医师设计的原型,也成了各家厂商竞相仿效的对象,导致大家以讹传讹,误认他是使用电烧刀于现代外科手术的第一人,完全忽略了威廉、多伊恩、法兰兹等人的贡献。

至于那片原来贴在病患身上的金属导电片,也经过多次的改良,成为柔软的贴布形态,乍看之下还真有点儿像狗皮膏药,怪不得姜医师的粉丝病患误认它有神奇的止痛功能。

听完这个故事,你是否会觉得外科手术能有今天的进步,是

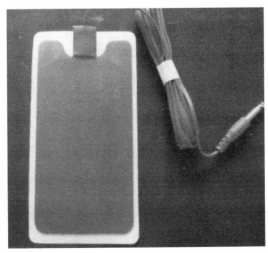

图21 现在的导电贴布（图片来源：3M官网）

相当难能可贵的呢？不仅要懂得创新，还要勇于尝试，而且更要有适当的机会、适当的人支持和参与，才能将每一个新发明发扬光大。

　　至于前面姜医师的粉丝病患，她的故事也告诉我们一项相当重要的真理：医疗器材的先进与手术技术的纯熟，不见得会伴随稳固安全的医病关系。医师视病犹亲的态度，往往更能给予病患心神安定的力量，不只将前述的器材与技术的效能推升到极致，有时候，甚至可以让病患的问题不药而愈，你说是吗？

| Section 3. 药命相对论 |

被撞裂的大动脉

张先生是一位 60 多岁的男性病患，平时就因为高血压接受药物的控制治疗，据他每日所做的血压测量数据来看，似乎调理得还不错。

有一天张先生忽然感到背后莫名地疼痛，而且还会延续到胸前，于是他立刻到某医院的急诊室求助。在经过医师细心的诊察，安排了计算机断层检查，发现他的症状是"急性主动脉剥离"（Acute Aortic Dissection），于是他就包车北上，到振兴医院接受手术治疗，算是在鬼门关前捡回了一命。

为什么"主动脉剥离"是如此危险的疾病呢？我们可以通过以下的图文解说，来解除心中的疑惑。

人的主动脉有三层结构——即内膜（intima）、中膜（media）及外膜（adventitia）。而主动脉剥离指的是内膜因为疾病或是由于外力而被撕裂时，血流被导引到内膜与中膜所构成的死胡同——假腔（false lumen）里面。这种情形除了造成主动脉壁的结构受到严重破坏，随时有爆裂开的危险之外，如果假腔血流量增加，也会对有血液流通的真腔（true lumen）造成压迫，影响到主动脉灌注各器官的血流，产生缺血的症状，因此主动脉剥离的病患可能会产生心衰竭、中风、肠坏死、急性肾衰竭等。

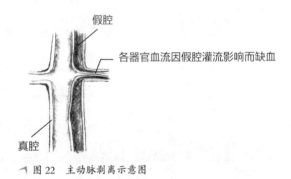

图22 主动脉剥离示意图

那么，什么样的因素容易造成主动脉内膜的撕裂呢？根据学者哥里奇（Golledge）的统计，高血压、年纪超过70岁、先天性结缔组织疾病——如马凡氏症候群（Marfan's Syndrome）、严重外伤等，都是造成主动脉剥离的元凶。

从我上面的解说，你应该可以了解，前述的张先生为何会罹患主动脉剥离，大概和他长年的高血压脱不了关系。

接受完手术的张先生并没有因为捡回一命而显得格外开心，

Section 3. 药命相对论

反而有些沮丧。每日查房时，总觉得他闷闷不乐，心事重重，最后在几次闲聊之后，才发觉他心中那块放不下的石头是什么。

原来，张先生非常注意养生，确知罹患了高血压，他努力让自己的作息正常，按时服药，更勤快量着血压，只要有些许的不正常，他就立刻寻找医师协助，让自己的血压尽可能保持在正常的范围内。

翻开张先生密密麻麻的血压记录，发现他所言不虚，一般医师看到如此情况，总会安慰病患说，发生主动脉剥离是运气不好，然后说他已经60多岁了，很多事都说不准。

显然，张先生对于"运气不好"这种说辞并不满意，但最后也只能勉强接受。不过，他还是不死心，向我吐露了他最近半年勤练的养生秘技。

"我会'急性主动脉剥离'，是不是和练习'虎背功'有关？"张先生终于说出他心中的疑问。

由于刚手术完没有多久，张先生无法百分百地示范，但是透过他大略讲解，我这才惊觉，他的急性主动脉剥离或许真的和他勤练虎背功有关系。

查了网络，才发现虎背功相当流行，据说台塑创办人王永庆先生也是深谙此道。

"虎背功"又叫作"靠山功"，也就是俗称的"撞墙功"，原本是杨氏太极拳的不传之秘，在古代是投门拜帖的弟子才能获得的真传。而此功据说是道家观自然而得之，认为熊腰虎背乃是健壮威武的男性具有的架势，于是想出利用背部撞墙，把力量传到胸前的膻中穴，使周身气脉顺畅，调和五脏六腑的功能。

撞墙的方法在此不赘述，但是根据勤练此功有心得的人在网络上分享，初学者可日撞20~50下，熟练之后可增加为每天100~500下不等。

常人乍听或许觉得新奇，可是听在心脏外科医师的耳里，却是会感到胆战心惊。

根据身体的解剖构造，背部脊柱旁就是胸腹主动脉的位置，所以撞墙功的力量最先冲击到的，除了脊椎，并非是五脏六腑，而是主动脉，再加上练功时疼痛造成的高血压，应该是造成张先生急性主动脉剥离的原因。

了解到医师的逻辑推理，张先生稍稍能释怀，但我没说出口的是：连撞墙功高手都在网络提醒，心脏病、高血压、身体较虚弱及50岁以上的民众，初期要有人陪练为宜，张先生会不会求好心切，努力不懈，所以每天爆量练习，才造成今天的结果？

"撞墙功"和"主动脉剥离"之间的关联，可能会让你觉得有趣，但推究主动脉剥离这个疾病的历史记录，有趣的事情还不止这一件。

| Section 3. 药命相对论 |

历史上对于主动脉剥离的第一例病例报告，公认是英格兰国王乔治二世死后的解剖验尸报告。1760 年，乔治二世猝逝，当时的御医法兰克·尼科尔斯（Frank Nicholls）对这件事有详细的记录，同时他也写下了当天事发的经过。

在 10 月 25 日早上 6 点，国王和平常一样起床，喝了一杯巧克力，而他之后却无所事事。大约在 7 点 15 分的时候，他进了厕所。等待在外的德国随从忽然听到里面传出奇怪的声响，于是他跑了进去，结果发现国王倒卧在地，而且也没了气息。

于是法兰克主持了国王死后的解剖验尸，他明确地写下了国王的死因：

国王的心包腔因为充满了血块而膨胀，里面的量大概有一品脱……因此整个心脏被血块压迫，以至于大静脉的血流无法到心房内，连带造成心室已空空如也……

很显然，是国王的心脏附近有大出血，使得血液窜进心包腔，压迫心脏而让国王一命呜呼。

最后法兰克在国王心脏出口的主动脉找到答案，他发现那里有个横向的裂缝，大约一英寸半长，所以血液冲进这个裂缝，造成主动脉剥离。

法兰克所处的18世纪，医学界对任何心血管疾病的概念还不完整，所以并不了解乔治二世是因为主动脉剥离，最后造成心包腔填塞而死亡。以今日的病因生理学来看，乔治二世应该在如厕中有憋气的行为，瞬间造成血压蹿高，引起了主动脉剥离。

所以这份验尸报告并没有在当时的医学界引发任何震撼，不要说主动脉剥离是天方夜谭，连血压的概念对医师来说也是鸭子听雷。

直到42年以后，法国的医师莫努瓦（Maunoir）在死亡病患的解剖上，发现了相同的病例，第一次用了主动脉剥离来描述这样的病理发现，不过因为他的名气不够响亮，大部分的医学期刊，在刚开始是把功劳归给了另一位名气很大的医师雷内·蓝尼克（René Laennec）。

雷内因为发明了听诊器而声名大噪，但是他的发现却是在1819年，足足比莫努瓦晚了17年，而且以现今的观点看，其病理描述没有比莫努瓦高明，他用"剥离的主动脉瘤"[①]（dissection aneurysm）来作为病理诊断，概念比莫努瓦狭隘，因为发生主动

---

① 此处的瘤不是癌症，指的是血管膨大的现象。

| Section 3. 药命相对论 |

脉剥离的病患,并不见得血管都会有膨大的现象,剥离的主动脉瘤只是主动脉剥离的病理诊断其中之一而已。

虽然有了病理诊断,但迟至 1935 年,才有外科医师敢着手处理主动脉剥离的病患,但大都只是治标而不治本,只是治疗"灌注不良"的后遗症,对于疾病本身仍是爱莫能助。而其后在 1949 年,外科医师亚培(Abbott)及波林(Paulin)才开始尝试处理病患有问题的主动脉,可惜两人只敢用玻璃纸(cellophane)将裂开的主动脉从外面包住,避免剥离的血管膨大而破裂。这种方法想当然一定会失败,因为主动脉剥离很少有局部的病变,单用玻璃纸包住的方式,是挡不住剥离的血管排山倒海向全身各处散去。

终于因为材料科学进步,以及俗称"心肺机"的体外循环机投入各式的心脏手术后,主动脉剥离的治疗才渐渐露出曙光。

1954 年 7 月 7 日,心脏外科医师迪贝基(DeBakey)、库里(Cooley)及克里奇(Creech)利用了达克龙[①](Dacron)制造的人工血管,成功完成了第一例胸主动脉剥离的切除及置换,从此开始了治疗主动脉剥离的新篇章。

在此也分享一个小故事,就是名医师迪贝基在 2006 年以 98

---

① 即复合材料"polyethylene terephthalate",俗称 PET。

岁高龄，同样也因为主动脉剥离接受手术治疗，术后活到了100岁。

如今经过几十年的努力，加上很多医师的创新改良，材料科学的发展，主动脉剥离的手术已经不像之前那样棘手，不过由于这类患者本身的因素（如年纪大、高血压），以及主动脉剥离的范围大小不一，使得外科医师在进行这类简便的手术时，仍得耗费大量的时间，而且避免不了一定的致死率与并发症。以我自身的经验为例，曾经为了一位胸腹主动脉剥离的马凡氏症患者，与医疗团队花了整整30个小时在手术台上，多位医师轮番上阵才勉强完成了手术。

幸运的是近来也有所谓混合式（hybrid）手术的发明，以植入血管支架与切开手术的方法并行，治疗主动脉剥离，而且成功个案数逐渐增加，让这些令外科医师头痛的病症，在治疗方法上出现了光明的未来。

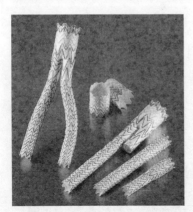

图23　人工血管（图片来源：社团法人台湾动脉瘤关怀协会）

写到这里，我不得不停笔了，不然对没有医疗背景的读者来说，可能会开始感到无趣——从"撞墙功"讲到国王死后的验尸报告，再谈到主动

Section 3. 药命相对论

脉剥离的治疗历史，对科普散文而言，已逐渐失去"人文"的兴味而愈加艰涩，再写的话，可能大多数的人会去梦周公了。但对于有医疗背景的读者，可能会觉得我只搔到一点点痒处，应该多写一些，让读者了解个中精华才是，而不是蜻蜓点水、虎头蛇尾般结束了。

怎么说都可以，但作者就是有见好就收的特权。我总要留些后路，什么都说完了，大家会因为文章而忘了我的专业，忘了我是个学有专精的外科医师，我可是随时欢迎有问题的病患来门诊问问题，来者不拒一向是我的座右铭！

仙山里的药

我虽然不能说是百分百的金庸迷，但对于他的作品喜爱程度，却远胜于其他的武侠小说。最疯狂的莫过于在就读医学院的时期，只要每次的期中、期末大考之后，就会和室友同租几套金庸小说，疯狂地"练功"，以舒缓被大考蹂躏过的疲惫心灵。

在所有金庸作品的主角里，我最不喜欢《倚天屠龙记》里的明教教主张无忌，总觉得他是被命运操弄，而不得不成为大侠的角色。他的婆婆妈妈、踌躇不前，根本和成为一统江湖的共主有落差，似乎缺少了如乔峰、令狐冲等人物那种击剑任侠的豪迈与潇洒。

但是在美国科罗拉多州全民公投通过，正式合法销售"娱乐用大麻"以后，我搜寻有关大麻的资料才发现，有关张无忌与波斯明教三位使者的对打桥段，竟然藏有金庸先生的伏笔，因为他

| Section 3. 药命相对论 |

不经意地将大麻的传说,也掺进了他的武侠作品里。

话说,张无忌和明教波斯总坛派来的三位使者——流云使、辉月使和妙风使一言不和,大打出手,虽然他已练就九阳神功与乾坤大挪移等绝世武学,但和这三人激战,竟然占不了上风,吃足了苦头。

这三位使者的武功和中土大相径庭,最后经由张无忌的义父谢逊解释,它是来自一位野心勃勃的"山中老人"霍山。他所率领的宗派是以暗杀手段为主,在十字军东征时,曾让许多西域国家的君主命丧黄泉,连当时英格兰国王爱德华(Edward),也差点死于他底下杀手所发的毒箭。

你可能会觉得我在写医学科普文章时,将这段故事提出来有些扯太远,但请你看完我下面的叙述,了解其中的来龙去脉之后,自然能恍然大悟。

原来这"霍山",是公元 11 世纪左右统治耶路撒冷的伊斯兰教法蒂玛王朝,在继承权争议中,从什叶派分离出走的哈山-沙巴(Hassan-Sabbah)。他与他的尼萨里(Nizaris,该教派的成员)逃到波斯,占据了山地要塞阿拉姆特(Alamut,今伊朗境内),日后又取得了黎巴嫩的堡垒。为了弥补人数的不足,他对敌人逊尼派发动恐怖攻击,派出的杀手让中东恐惧了一个世纪,最后在公元 1256 年,才被蒙古军消灭。

在《马可·波罗游记》里，记载了这群住在"东方仙山"的杀手，在完成任务后，哈山用某种药草熏香作为奖励，一起去窥探所谓天堂的奥妙。

这种神秘的药草叫作"哈希什"（hashish），也使得哈山所创立的教派被称为"哈希什主义"（Hashishism），或者叫作"阿萨辛"（Assassins）——这也是英文"暗杀者"一词的由来。

"哈希什"（hashish）这个字在阿拉伯语是"药草"的意思，但在此处代表的就是大麻——这个在世界上许多国家目前还被定位为非法的药草，甚至称作毒品。讽刺的是，18世纪的瑞典生物学家奈林斯（Carolus Linnaeus）在替它取学名时，用了"Cannabis Sativa"[①] 这个名称，而"sativa"的本意却是"有用的"。

大麻的药效很早就为人类所知，早在公元前2000年的中国，就已经开始使用有"大麻"的药品。中医的古代药典所记载的火麻仁，事实上就是大麻的干燥种子。它的主要功用是润燥、滑肠、通淋，能够治疗肠躁、便秘、痢疾、消渴及月经失调等症状，更有药方将它包含在治疗关节痛、痛风以及增加记忆功能的效用上。

除此之外，大麻的纤维还提供了中国人日常生活所穿的麻布

---

① Cannabis sativa，即大麻。

| Section 3. 药命相对论 |

衣衫，所用的麻绳、麻袋，乃至于死者殡葬时的寿衣，以及奔丧的后辈所必须穿的丧服，更有史学家推论，奔丧披麻戴孝的习俗就是起源于吸食大麻会有幻觉产生，使人因此认为大麻有通灵、接触鬼神的功能。

并非只有中国人才知道大麻的效用，在世界其他的古文明国家，对它也有不同的利用。例如在古印度，曾有人类学家指出，几乎所有的僧侣都有使用大麻的习惯；某些文献还记载，神学院的学生认为吸食大麻比念经更具有宗教上的意识与价值；印度人习于以大麻制作饮品及香烟，款待不同阶层的客人，更须以不同纯度的大麻用品以示区别。所以在古印度，使用大麻是族群文化非常重要的一部分，遑论医师以它作为各种疼痛的缓解药方。

除了药用之外，阿拉伯世界的花样更多，他们采集新鲜的大麻花茎梗梢，加入少量的水，放在奶油里熬煮成浓缩油脂，接着再蒸干油脂里的水分并加以过滤，得到了有陈腐奶油臭味的油膏——这种油膏可加在果酱里保存，也可放在咖啡或是巧克力里食用。阿拉伯人能如此善用大麻，也无怪乎山中老人哈山利用它来控制底下的杀手了。

16世纪以后，大麻的地位逐渐在欧洲人的生活圈里生根。有人用它的种籽油作为油画或釉彩的原料，也有人将它的种子像燕麦一样，煮成粥之后食用，当作日常生活的补充食物。一直到了18世纪,在印度的英国东印度公司服务过的医师威廉·奥尚纳西(William O'Shaughnessy)回到欧洲之后,才将大麻大力推广在药用之上。

威廉在印度亲眼看到当地医师用大麻来作为止痛剂,于是他在自己的处方中也依样画葫芦,而且他更发现大麻在精神舒缓上也有效果,因此将它用来医治如狂犬病、霍乱及破伤风等引起的呕吐与不适,逐渐让大麻成为一种广泛使用的药草。

所以20世纪前,从欧洲普通药草的成分,到美国第一部宪法书,第一张美元钞票,甚至Levi's第一条牛仔裤的原料里,都不难找到大麻的踪迹。但为什么到最后,它却落得和鸦片、古柯碱和海洛因一样,成为过街老鼠——人人喊打的毒品呢?这必须要从19世纪末的美国说起。

在美国的南北战争以后,大量的中国劳工被送到美国去参与建造铁路的工作,因而也将吸食鸦片的习惯带到美洲大陆,鸦片甚至成为当地白人妇女治疗经痛的圣品。加上在1898年美国与西班牙战争后,从西班牙手上拿到了菲律宾,该地区的美国圣公会主教查尔斯·享利·布兰特(Charles Henry Brent)发现鸦片使用泛滥,于是他向当时的总统罗斯福请命,请他正视这一问题的严重性。最后终于促成了1909年在上海,以及1911年在荷兰海牙,总共两次的国际鸦片会议,让世界许多国家如中、美、英、

| Section 3. 药命相对论 |

法、德、俄、日等，全面禁止鸦片的走私及贸易。

美国号召这两场国际会议也是迫不得已，根据当时的一些调查报告显示，美国公民对于所谓麻醉药品（narcotics）的滥用程度，大约已达5%，而且其中鸦片的成瘾者，有三分之二是妇女，于是逼得政府不得不采取相关的解决之道。

那时候最泛滥的两种药品是鸦片与古柯碱，为了找出禁止它们的正当理由，美国政府巧妙利用了种族歧视的敏感神经。首先，他们把吸食鸦片及因它产生的腐败与堕落，完全归咎于中国人特有的风俗，使得华人被视为低等的犯罪者，把华人当成是引诱无辜的白人妇女使用鸦片，进而造成她们上瘾的元凶。而古柯碱则被牵连到非洲裔的美国人身上，当时主流的新闻媒体大肆渲染黑人使用古柯碱之后的暴力犯罪事件，更可怕的是，在1900年的《美国内科医学会杂志》（*The Journal of American Medical Association*, JAMA）里面，编辑未经采证，就在文章里下了这样的标题：

> 南方的黑人，目前媒体报道他们正耽溺于新的恶行里——就是古柯碱的吸食。

文章把吸食古柯碱的黑人描述成无法控制的猛兽，不只力大无穷，而且以强暴白人妇女为乐——这让白人社会中普遍弥漫着被害妄想，还导致那个年代有不少黑人被处以私刑而致死。

如此的氛围中，在1914年，由美国纽约的国会议员弗朗西斯·布顿·哈里森（Francis Burton Harrison）提出了《哈里森麻醉药品法案》（*Harrison Narcotic Tax Act*）明令将鸦片、古柯碱及其副产品课以特别税率，并禁止医师以治疗上的理由，给予病患上述的药物。

虽然表面上是增加的法条，但却是美国政府紧缩这些毒品的手段。除了让使用者成为罪犯之外，也起诉了几位违规的医师，于是鸦片与古柯碱逐渐在正常的市场里式微，转入地下发展。

若你细心的话，会发现大麻并没有包括在上述的立法里面，所以它反而变成了毒虫的新宠。不过随之而来的美国经济大萧条，加上越过美墨边境的非法移民越来越多，大麻又被美国政府以同一手段，联结到那些来美国讨生活的墨西哥人身上，指控它使人堕落与制造犯罪。于是在1937年，为了大麻而订立的严苛法律也在国会里通过：所有大麻的进口、流通、贩卖，除了被课以高额的税金之外，非法买卖还可被判10～40年不等的徒刑——和鸦片、古柯碱一样。

有趣的是，在1937年初，美国医药学会（American Medical Association，AMA），曾表示反对控制大麻的法案通过，科学研究也陆续发现大麻对忧郁症及鸦片瘾有疗效，但自1945年起，

| Section 3. 药命相对论 |

美国医药学会立场丕变,转而全力支持美国政府的决定。

历经了 60 年的管控,美国加利福尼亚州在 1996 年率先开放了大麻的医疗用途,医师可以用它治疗病患的青光眼,以及控制癌症与艾滋病患者的疼痛。虽然开始有些松绑,但仍不像欧洲某些国家如荷兰、卢森堡,是宽容吸食大麻的。不过随着世界上其他国家渐趋开放的态度,美国的科罗拉多州在 2013 年 12 月举行公投,开放了"娱乐用大麻"的使用,象征着美国对于它严苛管控的逐步解放。

从武侠小说谈到暗杀,再谈到大麻为何遭到禁用的坎坷历史,发现其中还有种族歧视的误导在里面,让我觉得美国政府在面对毒品滥用问题上,其管控与立法的手段是多么拙劣。无怪乎美国国内毒品使用猖獗的情形一直是烫手山芋。这是报应还是历史的业障呢?让我们静待时间的解答吧!

最后,再容我吐槽美国人一下。你们知道第一个美国人因为持有大麻而被起诉的案件发生在哪里吗?答案是科罗拉多州。

瓣膜选择的两难

邱先生因为心脏内的二尖瓣严重钙化与变形，造成了它的狭窄和闭锁不全，加上临床上有心衰竭的现象，所以由心脏内科医师会同我，替他施行二尖瓣的置换手术。

听完了手术前的病情解释，他可以了解手术相关的风险与并发症，但是对于选择置换哪一类瓣膜，却是踌躇不前，甚至还因此而失眠。

目前市面上可以作为取代人体瓣膜的"植入物"（prothesis）有两种：

第一类是把猪身上的瓣膜整个儿取下，或是由牛的心包膜缝制而成的瓣膜，我们临床上称之为"生物性瓣膜"（Bioprosthesis），为了让病患很快能理解，医师通常会依照它的来源直接称呼为"猪瓣膜"或者是"牛瓣膜"。因为它们是生物性再制品，自然也

| Section 3. 药命相对论 |

会有老化的问题存在，其使用就有一定的年限，但也因为它们经过特殊处理，人体的接受度较高，除了在术后必须接受短暂的抗凝血剂香豆素①，接下来的日子将会比较自由，不会为了抗凝血剂的配伍禁忌②，或潜藏出血、血栓的危险而担惊受怕。

第二类的瓣膜，临床上称之为"机械性瓣膜"（Mechanical Prosthesis），完全是由人体排斥性小的人工制品组合而成。因为早期的机械性瓣膜有不少金属成分，所以现在还有人习惯称它作"金属瓣膜"。医师为了让这种人工瓣膜在人体内顺畅运作，必须让病患终身服用抗凝血剂，不过也因为它属于人工材质，使用年限上自然比前述的生物性瓣膜有优势。只是抗凝血剂的服用很麻烦，除了要定期抽血确定药效调整剂量以外，病患接受任何见血的手术，或不小心的受伤出血都有危险，加上抗凝血剂很容易与食物和药物起交互作用，造成药效不稳定等种种问题，对病患的生活都会造成一定的影响。

看完我上述的解说，相信你一定能体会孟老夫子所说的那句"鱼与熊掌不可兼得"的千古名言。需要接受瓣膜置换手术的病

---

① 可参阅拙作《开膛史·香豆素轶事》一文。
② 配伍禁忌，是指两种以上药物混合使用或药物制成制剂时，发生体外的相互作用，出现使药物中和、水解、破坏失效等理化反应，这时可能发生混浊、沉淀、产生气体及变色等外观异常的现象。

人，必须在生活质量与瓣膜寿命间做出痛苦选择，谁叫目前的科技还无法做出两全其美的人造瓣膜呢。

当然，病患对于瓣膜的选择，在医学的教科书里，也有准则（guideline）可以遵循：一般而言，年龄超过65岁以上的病患以选择"生物性瓣膜"为佳；而65岁以下，则以选择"机械性瓣膜"较佳。因为，若是为了生活快意而选了生物性瓣膜，有生之年可能还要再接受另一次的瓣膜置换手术。

由于邱先生未满50岁，加上他又上网搜寻了很多数据，了解了抗凝血剂的害处，让他在瓣膜的选择上落入两难的局面，最后勉为其难选择了机械性瓣膜。但是心里始终不甚满意，所以在日后门诊追踪里，常听到他唉声叹气，抱怨为何没有两全其美的瓣膜问世。

我实在很想找个时间给邱先生说故事，要知道"瓣膜置换手术"的发展也不过几十年的光景，如果他早些时日出世，我看只能苟延残喘度日。

谈到心脏瓣膜的发明，可以追溯至20世纪50年代，套句英国大文豪狄更斯在《双城记》里的话，那时候的心脏外科，是"最美好的时代，也是最混乱的时代"。美好在于第二次世界大战结束不久，很多原先运用于国防工业的技术转入民间，促进了医学的发展，例如心肺机问世，让心脏外科医师能够在病患心跳停止

| Section 3. 药命相对论 |

的情形下手术；而混乱在于即使有那么多顶尖人才投入研究，还找不到一个像样的瓣膜能够成为置换的主角，庞大数目的动物在实验室里牺牲，科学家们仍一筹莫展。

像邱先生那样"二尖瓣狭窄合并逆流"的病患，在当时只能接受"缓解手术"。意即心脏外科医师只能用手指或特制刀子，撑开或切开病患狭窄的二尖瓣，减轻其病状，但对于根治这件事，却是束手无策，只能眼睁睁看着病况严重的患者在自己的面前慢慢死去。

上述的手术是由美国医师埃利奥特·寇特（Elliot Culter）和山缪尔·列维（Samuel Levine）在 20 世纪 20 年代分别发明的方法，经历了 30 个年头，依旧没有什么进展。而人工瓣膜能够发明，却是在 1958 年的美国奥立冈，一位心脏外科医师艾伯特·史达（Albert Starr）与工程师爱德华斯（Edwards）的会面开始。

在艾伯特和爱德华斯之前，并不是没有人设计人工瓣膜。1952 年，外科医师贺夫

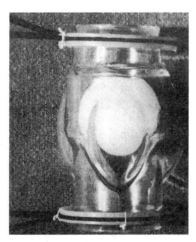

图24 笼中之球的人工瓣膜（图片来源：The Development of the Starr-Edwards Heart Valve）

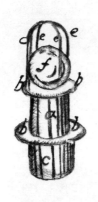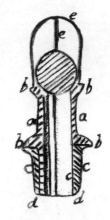

图25　1858年的瓶盖专利设计（美国专利第19323号）

奈格（Hufnagel）就设计出一种用压克力和尼龙混制成的"笼中之球"（ball-and-cage）的人工瓣膜，它的灵感来自1858年的一项瓶盖设计，这样的瓶盖被牢笼般的铁架包裹，在倒出瓶中饮料时，球不会掉落，而不使用时，球就能安稳地封住瓶口。

同样的概念也让外科医师切斯特曼（Chesterman）设计出一款人工瓣膜，而替一位病患换了二尖瓣。可惜的是，接受上述两位医师瓣膜替换手术的病患只存活了很短的时间，使得他们的研究工作一直陷在无法突破的瓶颈处。

由于贺夫奈格和切斯特曼两人失败的关系，接下来的研究人员放弃了笼中之球的设计，转而朝向比较类似人类瓣膜的双叶片设计，艾伯特和爱德华斯一开始也不例外。

| Section 3. 药命相对论 |

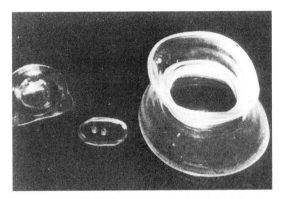

图26 切斯特曼设计的人工瓣膜（图片来源：The Development of the Starr-Edwards Heart Valve）

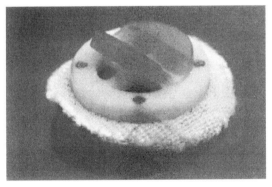

图27 双叶片人工瓣膜（图片来源：The Development of the Starr-Edwards Heart Valve）

和其他团队一样，艾伯特两人在"双叶片设计"的路上做了很多动物实验，结果是铩羽而归。原因是当时的材料科学还不够进步，无法做出轻薄的叶片，制造它的材质也很容易引发动物的血栓，所以每次手术后，这些被实验的动物很快就死亡了。

历经了一年多的失败之后，艾伯特两人又回过头研究了笼中之球的设计，这个看似笨拙，不像人类瓣膜构造的形状，的确是让人又爱又恨。但此时他们并不急于改变形态设计，而是找出它容易产生血栓的原因，结果苍天不负苦心人，他们利用硅胶包覆容易产生血栓的地方，成功地做出动物可以接受的人工瓣膜。

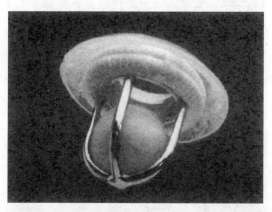

图28 艾伯特和爱德华斯改良的人工瓣膜（图片来源：The Development of the Starr-Edwards Heart Valve）

从1960年9月开始，艾伯特医师用他与爱德华斯改良的人工瓣膜，连续替8位病患置换了他们的二尖瓣，除了第一位病患死于术后的气栓中风外，其余7位病患几乎都恢复到和正常人差不多的状况。他在1961年美国外科学会上的报告惊动了全世界，也点燃了心脏外科医师及那些为瓣膜疾病所苦的病人心中那长期的盼望。

| Section 3. 药命相对论 |

最后艾伯特和爱德华斯两人成立了公司，向全世界推广自己的产品，也不吝分享瓣膜置换手术的心得与诀窍，带动了更多人工瓣膜的研究。如今材料科学进步，更轻、更薄的叶片制造已不成问题，使得它的形状又回到刚开始的双叶片设计。

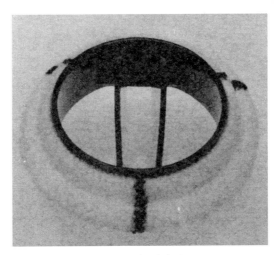

图29 双叶片人工瓣膜（图片来源：The Development of the Starr-Edwards Heart Valve）

至于生物性瓣膜的发展，它的起步就比机械性瓣膜晚了一些。其起因在于一次机械性瓣膜引起的并发症，让一位法国医师致力改进前人的设计而促成了它的发明。

1964年，还在法国巴黎布鲁塞斯医院（Hospital Broussais）担任外科医师的艾兰·卡彭铁尔（Alain Carpentier）治疗了一位二尖瓣损坏的画家，他接受了前述艾伯特和爱德华斯所发明的人工瓣膜的置换。虽然手术后的恢复很顺利，画家也很快回到工作岗位，继续拾起画笔创作，不料在几个星期之后，他又被送回同一家医院。

由于服用抗凝血剂的药量不够，造成画家体内的人工瓣膜产生了血栓，结果血栓随着血流漂流到脑内，使得他中风而瘫痪在床，再也提不起笔来作画。

目睹了这一悲剧的艾兰医师深刻领悟到，虽然外科医师执行了一次漂亮的瓣膜置换手术，却送了一个终身瘫痪给病患，手术变得徒劳无功，于是受了刺激的他投入"生物性瓣膜"的研究。

他先把念头动到死后不久的病人身上，希望从这些生前愿意捐出自己瓣膜的人身上取出瓣膜，作为置换瓣膜的材料。但随后就有两个问题浮现，一是捐赠者没有那么多，二是法国的法律规定，人死后 48 小时内，不准外科医师摘取身体内的器官，逼得艾兰转向动物的身上想办法。

1965 年，艾兰和同事琼·保罗·比奈（Jean-Paul Binet）利用制作人工关节的红汞与福尔马林（mercurochrome-and-formalin）溶液，浸泡了从猪身上取下的瓣膜，希望解决动物瓣膜容易遭受人体排斥的缺点。他们利用这样的猪瓣膜替 5 位性命垂危的患者做了二尖瓣置换手术，虽然手术结果是成功了，但它们非常不耐用，不到两年的工夫就全部损坏了。

| Section 3. 药命相对论 |

遭此挫败的艾兰干脆进入巴黎大学生化学系的研究所攻读,他不停地寻找可以浸泡猪瓣膜的溶液,还有支撑它的有效材料,希望可以降低人体对它的排斥,以及增加强韧性。

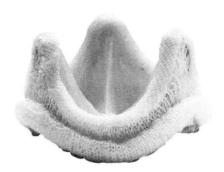

图30 艾兰设计的猪瓣膜(图片来源:http://www.edwards.com)

最后他找到戊二醛(glutaraldehyde)溶液,还有以铁氟龙(Teflon)当作包覆支架的材料,用来固定猪瓣膜的形状,以便于瓣膜置换手术的进行。

1968年3月,艾兰用他设计的猪瓣膜(并命名bioprothesis)替一位患者置换了损坏的二尖瓣,结果让他多活了18年。

艾兰的成功让艾伯特介绍了爱德华斯和他认识,足智多谋的爱德华斯随后和艾兰合作,制造了更稳定与耐用的"生物性瓣膜",刺激了其他公司也投入该项商品的研发,让现今的心脏外科医师有更多样的选择。

2007年,素有医疗界奥斯卡奖的拉斯克奖(Lasker Awards),将临床医学研究奖(Clinical Medical Research Award)颁发给艾伯特和艾兰两人,以表彰他们在人造瓣膜方面的研究与成就。

看完了两种人造瓣膜的历史故事,相信你还是会和邱先生一样，问我哪一种人造瓣膜比较好。我想答案很简单，端看你面对手术后的生活如何选择：

"如果想要自由的生活与质量，不畏惧再次开刀的可能，那就选生物性瓣膜。"

"如果比较听话，害怕再开一次刀，而且又能忍受生活与医疗上的不便，那就选择机械性瓣膜。"

不过即便如此，我想面临瓣膜置换手术的病患仍是很难抉择，毕竟人心都是不易满足的。

| Section 3. 药命相对论 |

维生素是救星？

在门诊时间里，我很乐意为病患做任何的病情解释，包括疾病的诊断、治疗，还有相关的预后等。虽然有时很耗费心神，但我却乐此不疲。我相信教育和治疗同等重要，病患有了正确的观念，当他们面临到切身问题时，才不至于无所适从。

不过，遇到了下面的状况，我会泛起无名的头痛，甚至不知如何是好。

通常的场景是这样的：病患会从手提袋里拿出瓶瓶罐罐，将它们放在诊间的桌子上，一一询问我对眼前这些他历经了千辛万苦搜集到的保健食品的看法，想听听我的意见，看看哪几罐对他的身体有益处。

如果仔细去归类那些保健食品，不难发现其中绝大部分是维生素的复方组合，其中偶尔也掺杂了些许鱼油、草本植物的精华等。

面临如此情形,大部分我都是把问题推给营养师,请病患去好好询问那些专家的意见。但是有时候还是会遇到很"拗"的病患,一定要我发表些看法,我这时不得不转移话题告诉他们,任何保健食品,如同药物一样,过犹不及都是问题。如果依赖某些保健食品就能健康久久,高枕无忧,那医师去当保健食品的推销员就好了。

对于我这种绝情的回答,除了少数的顽固分子外,大部分病人都会知难而退,不敢再越雷池一步,而对于那些死不放弃、打破砂锅问到底的人,我才会说出重话:

维生素也是药,除非有明显的缺乏,不然多吃可能会造成身体的负担,得不偿失。

或许你会认为我危言耸听,但的确有不少的研究报告指出,服用有保健疗效的复方维生素制剂,其实并没有什么特殊效果,除非像是改进骨质疏松的维生素 D,或是怀孕妇女补充的叶酸,以及贫血的年轻妇女服用的铁剂,才会有一定的功效。

你可能也会问,为什么 Google 搜索引擎里,会有超过千万篇讨论维生素功效的文章?如果没有那么重要,为何仍有那么多

| Section 3. 药命相对论 |

人与学术单位一直在做相同的讨论，且乐此不疲？

关于这点，我一言以蔽之，那是由于广告营销的商业行为介入所导致。因为维生素补充品，可以说是商机无限，自然吸引很多人的注意。举例来说，从20世纪30年代，第一颗维生素药片被贩卖开始，当时全美的年营业额不过70万美元左右，到了2010年，单就美国的保健食品年销售额，已高达280亿美元以上，而且根据市场调查，全美约53%的民众有服用"保健食品"的习惯，比起90年代的40%又迈进了一大步，更不要说欧亚洲各国现在也急起直追的状况。

如此庞大的商机，其目的是追求真正的有效吗？2013年12月美国的《内科医学会期刊》（*Annals of Internal Medicine*）发表了三篇文章，正好给前面那些亮丽的数据甩了三记响亮的耳光。

第一篇是由史蒂芬·弗特曼（Stephen Fortman）率领的团队提出的报告。他们对45000位50岁以上的长者进行研究，发现他们并未因长期服用维生素补充剂而减低癌症与心血管疾病的风险；第二篇由法兰辛·格拉史汀（Francine Grodstein）领衔的研究，他追踪了约6000位65岁以上男性约12年之后，发现长期服用维生素A、B、C、E与β-胡萝卜素的人，其认知能力与对照组无异（意即没有老得比较慢）；至于第三篇的论文是由朗玛斯（Lamas）等人提出，他们找出了1700位罹患心血管疾病的患者，给予大量的维生素补充剂，经过 5 年，发现其复发的风险并无明显下降的趋势。

对于上述研究，可能正在服用各种复方维生素当作保健食品的读者难以接受。但如同我前面所说的，应该将维生素视为一种药品，也就是把它当成治疗缺乏维生素时的手段。所以若拿它当作正常人的补充品，功效自然不显著。在人类发现维生素的历史里，它本来就是种治病的手段，现在却因为不明就里，再加上广告推波助澜，造成许多偏见与误解。

下面我另外提出脚气病与坏血症的故事，这些历史也与维生素有关，看看人类为了找出解决它们的方法，所付出的心力与过程，这可比前面的数据有趣多了。

脚气病在以米食为主的亚洲国家里，早在医学典籍里就有记载，日本称之为"脚气"，中国的《黄帝内经》以及晋代的医书里，都有讲到它临床的症状与治疗的方法。

脚气病的英文名字叫"beriberi"，它的由来向来是众说纷纭。1630 年荷兰医师贾克伯·迪邦特（Jacob de Bondt）认为是锡兰语中"衰弱无力"或"肌肉无力"转变而来。19 世纪中叶，英国的军医约翰·格兰特·迈尔克森（John Grant Malcolmson）则认为是来自印度斯坦语里的"绵羊"之意，因为患病的人走起路来很笨拙，看起来像绵羊一样。

| Section 3. 药命相对论 |

在 20 世纪初，研究脚气病的波兰化学家芬克（Funk）认为，米的外壳（husk）有一种胺类（amine）物质，缺乏该种胺类物质是造成脚气病的主要原因。他称此种胺类对人体很重要（vital），所以将两字"vital"、"amnie"组合，就成为今日"维生素"（Vitamin）的字源。

为何脚气病会引起人类的注意？在 17、18 世纪时，西方列强开始不断在亚洲巧取豪夺，建立殖民地。起初他们认为脚气病是一种亚洲国家特有的地区性疾病（endemic disease），因为在白米大量生产前，它的盛行率的确不高，但是在 1870 年工业革命之后，现代化碾米厂出现，以钢铁圆桶碾磨糙米，产生白澄澄的精米（polished rice），失去了原先富含维生素 B_1 的外皮——"银皮"（silver skin），使得以米食为主的国家，人们罹患脚气病的情况日趋严重。

由于当时这个病状也发生在监狱与军营，让传染与中毒的臆测始终是研究的主流，但一直没有人能够正确分离出感染源或毒素。直到 1897 年爪哇的医师克里斯蒂安·艾克曼（Christiaan Eijkman）的发现，才意外找出它的治疗方法。

当时艾克曼是荷兰东印度公司派驻在爪哇的军医，承袭前辈医师以精米喂食鸡群，造成它们罹患脚气病，于是他试图找出脚气病的病因。有次因为研究经费不足，艾克曼只好自掏腰包，购买便宜的糙米来喂食鸡群，却意外发现这些鸡群竟然没了脚气病。

当时的艾克曼是感染学说的拥护者，虽然他用糙米的外皮治疗那些有脚气病的鸡群获得成功，但他不认为鸡群是缺乏营养素，反而提出了糙米的外皮里有"抗神经炎物质"可以治疗脚气病的假说。

艾克曼对这种抗神经炎物质的研究并没有什么兴趣，一直试图要找出某种造成脚气病的感染源。此举却造成他的死对头，荷兰的另一位医师埃瓦特·凡·迪伦（Evart van Dieren）与他之间的混战。

由于迪伦是脚气病"毒物说"的拥护者，自然与艾克曼格格不入，两人为了糙米里的抗神经炎物质，大打笔战，不只在往返的书信里用了刻薄无礼的字眼挖苦，更在医学期刊里相互抨击，几乎到了水火不容的地步，结果两人在脚气病的病因研究里双双败阵。

1912年，英国的化学家佛瑞德克·霍普金（Frederick Hopkins）爵士，以及波兰的化学家芬克两人提出"脚气病是缺乏维生素"的假说，并成功分离出糙米外皮中一种胺类物质[①]，慢

[①] 其实是硫胺素，现在叫维生素 B_1。

| Section 3. 药命相对论 |

慢将脚气病的主流感染说与毒物说导向了"营养缺乏症"。

佛瑞德克爵士研究鸡群脚气病的方式成了日后的典范,因为他喂食的方式多以"纯化"食物的方式——以单纯的醣类、碳水化合物、蛋白质、脂肪等,作为食物的来源,让后世的科学家群起仿效。经由同样设计单纯的食谱,找出单一营养素缺乏症,慢慢发现一种种维生素。所以,我们今天才能知道很多缺乏单一维生素的疾病,如缺乏维生素 A 引起夜盲症,缺乏维生素 B_2 会有口角炎,以及缺乏维生素 D 可能造成骨质疏松等。

1929 年,佛瑞德克爵士和艾克曼共同获得诺贝尔生物学或医学奖,前者受表彰是因为他发现刺激生长的维生素,而艾克曼则是因为发现了抗神经发炎的维生素。

虽然脚气病的病因是营养缺乏这一观点已逐渐被人们接受,艾克曼也懂得这个道理。不过他在获奖感言里仍是花了很长的篇幅阐述感染与脚气病研究的关联性,字里行间对于脚气病终究会证明是感染所致,仍抱有那么一丝的希望。

你可能不会认同诺贝尔奖委员会的思考模式,但我认为得奖的贡献并不是在于学说的对与错,或者是发现了什么惊人的秘密,点燃科学研究的星星之火,才是这些得奖人被认同的主要原因吧!

后记：脚气病与正露丸

在研读有关脚气病的历史文献中，发现目前在台湾颇受喜爱的日本肠胃药"正露丸"，在日本的脚气病治疗史中也占有一席之地。

在明治维新后，日本的陆军及海军在对外战争里都打了胜仗，但是在脚气病的治疗上却是一筹莫展。明治十一年（1878），明治天皇甚至力主政府设立专门机构研究，却一直没有很大的治疗发现，结果在1883年，接任日本海军省军医局长的高木兼宽医师，先找到了脚气病的治疗方法。

高木医师在寻找病因时，幸运地在1875年海军"筑波舰"的航海日志里找到灵感。他发现该舰远赴海外训练160天中，虽然其中有大量的脚气病患者出现，但仔细区分其发病日期，却意外得知船舶停靠在美国期间无人患病，同样的情形也出现在该舰于1877年停留在澳大利亚的记录中。

于是高木医师开始找筑波舰上的官兵，了解泊港时的生活状况，很多官兵的回答却是"面包令人不甚习惯"，这样的回答让他思考脚气病是否由饮食造成的。因此，他在海军病院里，找到几位脚气病患者进行实验，结果证明和（日本）洋（西方）混食的饮食方式，可作为脚气病的治疗措施。

| Section 3. 药命相对论 |

高木医师据此重要发现，在 1884 年筑波舰前往新西兰的远洋航行训练中，不断力谏长官增加经费，替官兵准备了和洋混食的菜单，结果让他们脚气病的情况大大改善，此举显然比艾克曼的研究发现早了十多年。

而为何"正露丸"和"脚气病"有关？原来是日本当时的陆军军医首长森林太郎（即与夏目漱石齐名的大文豪森鸥外），始终认为脚气病是未知的细菌感染造成的，于是他认为具有强大杀菌力的杂酚油（creosote），应该也可以治疗脚气病。

在日俄战争期间，日本陆军高层接受森林太郎的建议，大量配给参战的官兵用杂酚油制成的药丸，而且规定要定时服用。因此这种药丸有"征露丸"的俗称，"征露"即打败俄罗斯之意（"露"即露西亚，英文 Russia 之音译）。

如此坚持己见的结果，让日本在对沙俄的战争中有 25 万陆军得了脚气病，其中有 27800 个生命葬送在异国的土地上。

征露丸没有如愿打败脚气病，但

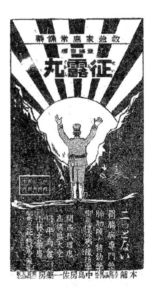

图 31　1923 年 12 月 24 日征露丸广告剪报（图片来源：日本《朝日新闻》）

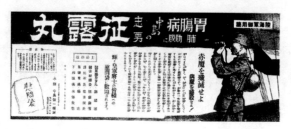

图32 1939年7月20日征露丸广告剪报（图片来源：日本《朝日新闻》）

也由于日本战胜沙俄，让它有了"打倒露西亚的万能药"之响亮称号，使得许多日本药厂竞相制造，广告还把它吹捧成无所不医的神药，终于使得它成为日本国民家中必备的药品。

第二次世界大战后，为了不刺激邻国，日本才将"征"改为"正"，让"正露丸"的名称流传到现在，但依旧声名远播。不过森林太郎因为判断失误，被海军的高木兼宽比了下去。正露丸没有因为败给脚气病而销声匿迹，却让捧红它的森林太郎郁郁而终。

另外一个有趣的逸事是有关美国麦克阿瑟将军和"征露丸"的故事。

根据美国战地者汉德尔曼（Handleman）所揭露的故事，麦克阿瑟将军奉命接管投降后的日本，刚开始是有些紧张的，但是在听到下述有关"征露丸"的种种后，就觉得吃下"定心丸"，认为接管工作应该不会有太大的问题。

| Section 3. 药命相对论 |

原来，日本陆军军人接到配给服用的征露丸时，由于它强烈的臭味，让很多人不敢服用，虽然军官们想尽办法，甚至在集体监视下强迫军人吞下，仍然是效果不彰：事后在地上找到了很多被军靴踩碎的药丸——这些军人假装吃下，却让小小药丸从嘴角偷偷掉落地上。

陆军的将领集体开会，想出一个好方法，就是假造天皇命令，说是天皇要求官兵们服用。此举果然奏效，全体陆军士兵没人敢造次，通通把征露丸吃光（一个月要吃90颗）。所以，有人估算过，制造征露丸的工厂，在最忙碌的时间，一天要供应给日本陆军200万颗征露丸。

麦克阿瑟将军由这个故事得到了启示。他接管日本后，并不贬抑日本天皇的地位，反而尊重这样的体制，也不将日本侵略邻国的责任算在天皇身上。麦克阿瑟将军就是利用天皇的身份与威严，去压制日本战败后浮动的心，降低他们仇视美军接管的心态——事实证明，麦克阿瑟将军这种做法取得了成功。

"正露丸"不愧是神药，不负"万灵丹"（cure-all pills）美名！

失焦的维生素

前篇文章提到维生素的研究发现,以及有关脚气病的逸闻趣事,想必你一定惊讶维生素如何被发现,以及藏在正露丸之后的秘密。但我接下来谈到维生素 C 的历史故事,其精彩程度亦是不相上下。

维生素 C 若依照原先波兰化学家芬克的定义,它不应该称作维生素,因为它是一种酸,而不是胺类,不过它对身体来说,却是不可缺乏的营养素。虽然一个人每天必需的剂量仅有区区几十毫克,但要是减少了摄入,就会造成非常可怕的疾病——坏血症(scurvy)。

公元 1500 年前的埃及,因为冬季没有新鲜蔬果可以食用,曾有坏血症大流行的记录。公元前 5 世纪,希腊的希波克拉提斯(Hippocrates)就记下了坏血症患者的症状:从一开始的疲累与虚

| Section 3. 药命相对论 |

弱,慢慢有牙龈出血的情况,最后导致内出血的发生,而症状更严重的病患甚至会因此而死亡——我们现在知道这是因为人体缺乏维生素 C 时,组织的胶原质会变得不稳定而无法发挥正常的功能,由于胶原质是血管弹性与稳定的重要物质,功能不全的血管脆性会增加,不只轻轻碰撞会出血,最终也会产生自发性出血。

综观历史上对于坏血病的记录,大抵是特殊的情况下才有大规模的发病情形,如前面所述的埃及蔬果缺乏的冬季时节,或者是战争、饥荒等食物供给不足的状况。历史上有名的坏血病故事就是率领十字军第七次东征,有圣人封号的法国国王路易九世,他的部队就因坏血症而撤退,甚至搞到最后连他也兵败被俘,让法国花了大笔的赎金才将他赎回来。

但坏血病开始受到重视,则是从 15 世纪起的大航海时代开始。

此时的欧洲各国纷纷组织船队,竞相在海洋上要找出新的贸易航线,甚至怀抱着发现新殖民地的梦想。但长期的航行使得食物的储备出现了很大的问题,尤其是新鲜的蔬果保存不易,于是坏血病在这些探索船只上出现大流行是能想象的。

对于这样的情形,众人根本不晓得是营养素的缺乏,所以各种可能的想法都被考虑在内,诸如食物不洁,生活条件太差,甚至是传染病的原因。曾经有一群葡萄牙的水手因为罹患坏血病被赶下船，抛弃在加勒比海的某座小岛，没想到一个月之后，同样的船只再经过这座小岛时，惊讶地发现这群水手并没有死亡，反而是健壮如昔，因此称呼这个小岛叫库拉索（Curacao）[①]。其实是这座小岛有丰富的水果，成为患病水手的主食，意外让他们的坏血病很快痊愈。

历史上对于坏血病第一次成功治疗的记载，应该发生在法国探险家雅克·卡地亚（Jacques Cartier）1535年第二次到美洲的航海探险里。他在两位印第安向导的带领下，朝今日的圣劳伦斯河斯塔达科纳（Stadacona，即今日加拿大的魁北克）前进，结果这年冬天，有25名船员死于坏血症。卡地亚的印第安向导教他们喝下用扁柏树皮及其针叶熬制的饮料作为治疗手段，结果之后就再也没有船员因为坏血症而丧命。

第二年卡地亚平安返回法国，将这个重要的秘方带回，并向高层报告，却被医疗专家嗤之以鼻，认为这种类似巫医的饮品，不可能是治疗坏血病的良方。

现今的科学家用卡地亚的秘方，仿制了这种曾被驳为巫医的饮料，结果发现每100g的茶饮里，就富含了50mg的维生素C，足够一天人体的所需。

[①] 意即cure，治愈之意。此岛位于加勒比海南部，目前属荷兰的自治国。

| Section 3. 药命相对论 |

接下来的时期，对于坏血病的治疗就进入了百家争鸣。但是第一次有所谓"实验组"与"对照组"的比较，则是由英国东印度船队的司令詹姆斯·兰开斯特（James Lancaster）所主导。他在 1601 年时，带领有 4 艘船的舰队在海上航行，让自己所在船舰的士兵每天吃三汤匙的柠檬汁，而其他的三艘船则没有这种待遇。结果 4 个月的航行才开始没多久，那些未服用柠檬汁的水手慢慢有人罹患了坏血病，而他自己船上的士兵一个也没有。

詹姆斯向英国的海军大将报告此事，也不知什么缘故，一点儿响应与指示也没有，错失了一次可以早点儿解决坏血病的机会。

随后，英国的外科医师约翰·伍德尔（John Woodall）也发现了相同的结果。他在 1636 年所著的《外科医师之友》(*The Surgeon's Mate*) 中，就曾向东印度公司推荐能够预防与治疗坏血病的柠檬汁，他认为柠檬汁是珍贵的药物，不只能对抗坏血症，同时也是外科医师给予病患每日服用的保健食品，可惜英国海军高层依然不为所动。

其实也不能怪当时的主事者冥顽不灵，而是对于治疗坏血症的研究一直充斥着数不清的秘方，不时扰乱着医师的判断：像是苹果酒、稀硫酸、醋、海水，对于一个不知坏血病为何物的年代，要从琳琅满目的药方里找出解决的方案，似乎有些强人所难，然而因此也刺激了一位苏格兰的医师詹姆斯·林德（James Lind）在1714年展开了系统的研究。

林德将患有坏血病的水手分成6个组别，除了食物相同，再加上6种被大家认为有效用的食品，结果发现吃柑橘水果的那一组病况很快好转，而其他5组却是丝毫没有进展。

最后，他将研究成果发表在1753年的著作《坏血病大全》（*A Treatise of The Scurvy*），不过还是没有引起广泛的注意。一部分的原因是他的著作里存在相互矛盾的论述，另外一部分是英国海军认为好转的水手依然很虚弱，并没有完全康复。此外，新鲜水果在海上很难长时间保存。林德的方法是将果汁煮沸存起来，虽然让食用期限延长，但维生素C早已因高温而破坏殆尽。

经过几番考虑，英国海军最终从1795年起，将柠檬汁视为船舰必备的药品，以治疗士兵的坏血病。只是当时柠檬汁价格十分昂贵，一段时间之后，才在海外殖民地发现较便宜的莱姆汁也有同样的效果。至此，英国海军的士兵没有一人因长期航行死于坏血病。

又经过了一百多年的不断尝试，19世纪又发现了很多食物含有对抗坏血病的成分，于是有了抗坏血酸（ascorbic acid）的名词出现。这些具有疗效的食物除了柠檬与莱姆之外，柑橘类水果、德国酸菜、白菜、麦芽也在名单之中，其中英国海军上尉詹

| Section 3. 药命相对论 |

姆斯·库克（James Cook）最先论证腌渍蔬菜和新鲜蔬果有相同的优点，还因此被英国海军赐予奖章加以表扬。

虽然知道有抗坏血酸的存在，但直到1928年，才由匈牙利的科学家艾伯特·桑德哲基（Albert Szent-Györgyi）在实验室里萃取出了维生素C，此举让他得到了1937年的诺贝尔生物学或医学奖，也使得罗氏药厂（Roche）可以大量生产维生素C的产品。

不过维生素C的故事到这里还没有终止。

由于各大药厂对于维生素C的补充品大力鼓吹，也让科学家发现了一堆问题：首先是维生素C并不能完全有效对抗坏血病，它必须靠生物类黄酮（bioflavonoids）——这种只存在天然蔬果中，赋予颜色的水溶性物质，才能协助储存胶原，两者合并才能提高血管调节渗透的能力。这也说明了为何很多营养专家总是建议，每日食用新鲜蔬果就可以达到人体每日所需的维生素C，民众不需要补充额外的维生素C类补品。

其次是每日建议摄取的维生素C剂量是90mg，如果长期大量服用维生素C，反而会造成很多害处。例如儿童长期服用维生素C，容易造成日后的骨质疏松症；成年人若是如此，可能在数月之内发生尿路结石的危机；至于高龄妇女若不节制，可能会降低其生育率，即使怀孕，胚胎发育也可能受到影响，这点在动物实验里已得到证实。

所以，只要饮食能均衡，维生素 C 并不需要特别补充，同样的情况也可以套用在其他维生素上。毕竟我们现在的生活水平，已不像一二百年前物资缺乏的年代，只要不挑食，几乎各种营养素都可以在三餐或额外的饮品中摄取，和前人相比，我们是"过剩"而非"不足"！

看了我的文章，你还会去买保健食品吗？我想这个问题可能不是医疗问题，而是信仰的层级了，因为"信者恒信，不信者恒不信"，不然前面讲到那三篇有关维生素的研究文章，可能早就引发轩然大波了！

| Section 3. 药命相对论 |

人鱼线

趁着日本立山黑部开放之初,我带着老婆大人参加旅行团,准备一睹世界少有的奇景"雪墙",还有那号称神仙的故乡——上高地,而同行的还有好友小赖。

旅行社的安排很贴心,第一天晚上在日本下榻的旅馆就有无料(免费)的大众温泉池可以享用,而且还是位列名汤之林。

日本的大众温泉池使用规矩和台湾是不同的,进入泡汤的人都需要全裸浸泡,即俗称的裸汤,而且在进入温泉池之前全身一定要冲洗干净,要是你大刺刺直接走进池子,所有的日本人一定会觉得不干净,吓得全部离开。

和小赖相约泡温泉前,他很神秘地告诉我,等会儿在温泉池内,要秀给我看他身上的"人鱼线"。原本以为是身材线条匀称的他要向肥肚腩的我示威,结果进池子里一看,揭晓的谜底让我啼笑皆非。

小赖身上的"人鱼线"并不是和马"总统"蔡姓女婿身上相似的肌肉线条，而是 20 年前他在部队服役，因为急性阑尾炎（Acute Appendicitis）接受阑尾切除术（Appendectomy）后，在右下腹留下的那一道长长的伤疤。小赖很不爽，为何一个看似简单的小手术，会让他留下这么难看的伤口？

其实，这是小赖身为病人的误解。对外科医师而言，如果真的已经确诊为急性阑尾炎，手术本身变成只是在找寻发炎的阑尾（Appendix），运气好的可能只是像小赖一样，拉大伤口把位置刁钻的阑尾找出来而已，怕就怕开进去不是急性阑尾炎，这时的外科医师可能一个头两个大，不见得能顺利下手术台。

急性腹痛即便在现今的外科仍是一门高深的学问，这样的病人来就医，都需要按部就班地检查——病史询问，身体理学检查（听、触诊等），抽血检验，放射性检查等，样样不得马虎。因为有太多的病症是以急性腹痛来表现，没有多方考证，要医师单凭外观就决定病患的诊断，进而采取治疗，那简直是恐怖与草率。

急性阑尾炎只是急性腹痛鉴别诊断的选项而已。不过可别小看它，因为医师往往得和时间赛跑，免得发炎的阑尾破裂造成了腹膜炎，那可不是短短的几天住院和小小的伤口能解决的。

| Section 3. 药命相对论 |

受到小赖"人鱼线"的启发，我回溯了历史上对于阑尾炎的治疗变化过程，让各位看看盲肠旁这条如蚯蚓般不起眼的小器官，像是条小辣椒一样，呛了外科医师很长一段时间。

在古希腊罗马时代，解剖学只是刚启蒙的学问，那时候的教科书里并没有阑尾这个器官，遑论有专门的诊断。对于急性腹痛，大抵以"iliac passion"（iliac，肠骨的；passion，痛楚）或"colic passion"（colic，结肠的）称之。西方的医学之父希波克拉提斯在他的医书也提道：

要是发炎造成的疼痛是肠子所引起的，那情况可就大大不妙！

显然当时有很多人死于这样的疾病，只是没有人在解剖病理学上下功夫，找出病因。甚至在 1612 年，彼得·罗伊（Peter Lowe）医师引述学者罗尼西理斯（Lonicerius）的话，说希波克拉提斯也是罹患了"iliac passion"而谢世。所以后来有人据此推论他的死是急性阑尾炎引发的腹膜炎造成的败血症。但本人实在不敢苟同。毕竟急性腹痛可以造成死亡的诊断是一大串，没有详实的记载，妄下结论是十分牵强的。

事实上，人类对于阑尾的了解，也是历经了一千多年的黑暗时期，因为主宰早期罗马帝国时代的解剖学大师盖伦，并没有在他的解剖教科书画上有关阑尾的构造。原因是当时和古代的中国一样，也是禁止解剖人体。所以盖伦找了和人相近的物种——猴子，来解剖作为人类器官的比较，不幸的事发生了，猴子的身上没有阑尾这个器官。

混沌的情况一直维持到了文艺复兴时期，由于人体解剖的管制日趋松散，很多人开始解剖尸体，不只是医师，连艺术家如达尔文、米开朗基罗等，为了完成逼真的作品，也躲在教会的停尸间偷偷解剖尸体，画起图谱[①]。

根据历史学家考证，达尔文的《大西洋手稿》里，第一次将"阑尾"画进了人体的构造，只不过他没有将之命名。直到1522年，在意大利帕维亚（Pavia）和布洛尼亚（Bologna）教书的外科教授贝伦加尔·卡布斯（Berengarius Carpus），第一次描述了"阑尾"这个构造。在他之后的21年，公认的人类解剖学大师维萨里（Vesalius）加强了描述，并用蚯蚓状的盲肠（Vermiformis the Caecum）[②]来称呼它。

阑尾的解剖构造到了16世纪初才引起学者广泛的注意，所以经由它引起的急性症状，直到1567年，才被费尼尤利斯

---

① 参照《开膛史·人体的构造》一文。
② vermiformis，如蚯蚓状；caecum，盲肠。

| Section 3. 药命相对论 |

（Fernelius）提出第一例翔实的报告，听起来一点儿也不奇怪。

患者是一位 9 岁的小女孩儿，因为腹泻，被她的奶奶喂食一种当时认为可以止泻的柑橘类果实。结果小女孩儿虽然止泻了，却无法排便，不到一天就开始腹痛、呕吐，接下来不到 48 小时的时间内她就死亡了。

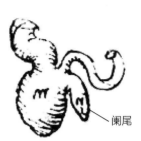

↱ 图 33 达尔文《大西洋手稿》中的阑尾（图片来源：1952 年 O'Mally and Saunders, Leonardo da Vinci on the human body）

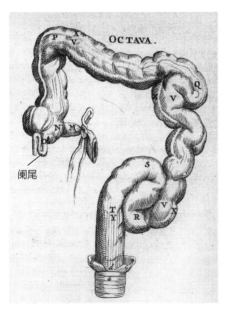

↱ 图 34 维萨里形容的阑尾（图片来源：俄克拉何马大学 The Department of Surgery）

解剖的验尸报告提到她的阑尾是破裂的,而且还有残存未消化的果实卡在里面。不仅如此,腹腔内满是发出恶臭的物质。如果以今日的观点来解读,小女孩应该是死于急性阑尾炎造成的腹膜炎。不过当时的医师却归罪于盲肠,毕竟阑尾是依附在盲肠旁的一条"小蚯蚓"的构造罢了。

如此似是而非的报告充斥在日后的医学文献里,而且由于麻醉不发达,使得开膛破肚的手术治疗无法施行,让这类的疾病多以放血与吃泻剂来交替治疗,所以急性腹痛的病人大都死于非命。

这种情况直到19世纪外科麻醉开始发展才得到改善,至此阑尾发炎造成的急性腹痛,外科医师才得以剖腹处理。

但医师间对病名仍存在很大的歧见。如简单型盲肠炎(simple typhlitis)、盲肠旁发炎(pentyphilits)、盲肠上发炎(epityphilitis)都有人称呼,并没有统一。我想这种情况也解释了为什么时至今日,还是有人会用"盲肠炎"来称呼"阑尾炎"。

1886年,在美国哈佛大学医学院的医师雷金纳德·菲兹(Reginald H. Fitz),第一次以阑尾炎(Appendicitis)来称呼这类的病人,因为在他收集的257例所谓的"盲肠炎"病人中,竟然发现大多数的病人阑尾完全破了,超乎大家原先的定见。没想到他的提倡很快获得了医界的认同,过了没多久,医学期刊有越来

Section 3. 药命相对论

越多的病例被提出,渐渐用"阑尾炎"取代了"盲肠炎"。

从上述的历史演进可以看出,现在被视为小毛病的"阑尾炎",其治疗准则的建立,也不过这百年来的工夫,更不用说它曾在历史"暴走"了那么长的一段时间。

看了前述的历史发展,如果你以为阑尾对人们的"折腾"的程度仅止于此,那只能说因为文章篇幅有限,无法将我所读的数据一一呈现,但是倒有两个和"阑尾炎"有关的历史故事,可以拿出来和读者分享,作为日后大家闲聊的题材。

第一个故事的主角是英王爱德华七世,只不过阑尾炎影响他的,不是他纵情声色、闻名世界的"八爪椅",而是他的登基加冕大典。

1902年6月26日,是爱德华七世预定登基加冕的日子,年逾花甲的他,终于在母亲维多利亚女王主政63年后,盼到了他期待已久的机会,不过老天爷似乎和他开了个玩笑,要他再等等。

6月13日的傍晚,在加冕前忙着各项会见、阅兵和晚宴的爱德华七世开始感到腹痛与发烧,御医弗朗西斯·雷金(Francis Laking)及托马斯·巴洛(Thomas Barlow)被请入皇宫会诊,结果两人心中有了谱,隔天外科医师阿尔佛德·弗普(Alfred Fripp)被请到皇宫里。

爱德华七世对弗朗西斯征召外科医师前来非常生气,加上他隔天的情况好转，于是这些医师又被请回了。

由于登基前活动太多，爱德华七世虽然不愿面对自己的病症，希望能拖过 6 月 26 日。但事与愿违，6 月 18 日开始，另一波腹痛与发烧跟着袭来，接着右下腹鼓出，此时"急性阑尾炎"的诊断应该是确诊了，不过他仍顽强抵抗，希望能有转圜的余地。

最后，当然国王还是抵不过病魔，乖乖接受了手术，并且延后了登基加冕。我不得不佩服他的运气，在那个没有抗生素治疗的年代，急性阑尾炎造成了破裂，可是爱德华七世却没有丧命，我只能用"天佑吾皇"来强调他的好运气。

↗ 图 35 爱德华七世登基加冕的新闻简报
（图片来源：British newspaper archive）

另一个历史故事可就精彩了，那是发生在南极苏联的科学考察站里。

主角是驻站医师兰尼德·洛克索夫（Lenoid Rogozov），1961 年 4 月某一天，他忽然觉得右下腹痛，而且没有多久就发烧了。他惊觉自己是得了急性阑尾炎，于是勇敢地替自己，也是南极唯一的医师动手术。

手术是在局部麻醉下完成，同僚只充当递器械的护士，以及

| Section 3. 药命相对论 |

拿着镜子辅助他手术的工作人员。虽然兰尼德因为疾病与麻醉的关系有些神志不清，他还是花了 48 分钟替自己完成了阑尾切除术。

看了这则故事，我忍不住跟着苏联官方"南极探险的讯息公告"（Information Bulletin of the Antarctic Expedition），大声给兰尼德喊赞，并且称呼他是英雄。

从人鱼线谈到阑尾及其种种历史渊源与故事，相信不止是我，读者们应该也是大开眼界。希望将来大家在自己或亲戚朋友面临到这个病时，千万不要把它当成是小事一桩，毕竟它的诊断与治疗准则的建立，可是很多前辈医师流下宝贵血汗的结晶。

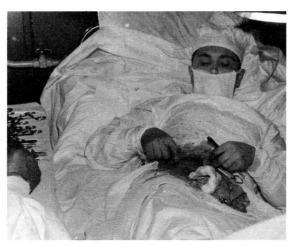

图 36　兰尼德自行割除阑尾的手术（图片来源：http://bizzarrobazar.com/）

杏林狂想曲

Section 4.

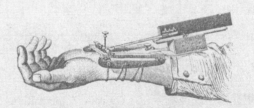

果真有屁用

可能是自己心术不正，每每看到杜牧《泊秦淮》中的那句"商女不知亡国恨，隔江犹唱后庭花"，或是听到周杰伦为电影创作的歌曲《菊花台》时，心中总会泛起莫名的笑意。相信不用我说明，你一定能了解，喜欢胡思乱想的我联想起了身体某个部位——对了，那就是被我们俗称为"屁眼"的"肛门"。

不过，似乎用文雅的"花"来取代令人觉得有些肮脏的屁眼并非是中国人独有的特权。在20世纪初，法国的前卫文学先驱，著名的情色诗人纪尧姆·阿波利奈尔（Guillaue Apollinaire），就曾以"玫瑰花瓣"这个字眼，搭配着诗歌般高贵的文字，煞有介事来描述肛门这个器官。

肛门，虽然是隐晦在两个屁股半球间的秘密出口，但是在中西方的历史里，不乏以戏谑的方式，将它赋予逢迎拍马、飞黄腾

| Section 4. 杏林狂想曲 |

达之意。

中文惯用"拍马屁"来取笑人的阿谀奉承，听说原来是源自蒙古的传统——两位牵马的主人相遇，不管如何，总是会客套地拍对方马的屁股，盛赞是好马，殊不知这样的典故却变成另一个黑色幽默。而西方人不如我们含蓄，英文里的拍马屁就相对显得粗俗露骨，除了用亲屁股的人（ass-kisser）来形容逢迎拍马之徒外，更用棕色的鼻子（brown-nose）来作为阿谀奉承之意。

为什么棕色的鼻子是阿谀奉承之意呢？其实它和屁眼有相当的关系。这是讥嘲厚颜无耻之徒在讨好别人时，等同是在舔别人的屁眼，而且由于这样的行为，使得鼻头上沾了对方的粪便，于是阿谀奉承之徒就有了棕色的鼻子。

但如果你以为这是西方文化独有的传统，那你可能忽略了我们博大精深的中华文化，因为早在两千多年前庄子的书里，就有类似的故事记载。

话说在春秋时期的宋国有位名叫曹商的人，被宋王派去出使秦国。他出国时只得了宋王几辆车的赏赐，没想到从秦国回来的时候，却风光地带着秦王赏赐的百辆马车。回到宋国的曹商碰到了庄子，得意忘形地说：

"我的长处是见到大国君王，凭着三寸不烂之舌的功夫，对他们美言几句，就可以轻松得到百辆马车的赏赐。"

庄子听完之后并不羡慕，反而吐槽他说：

"我听说秦王病了之后下令寻觅良医，凡能替他吸吮烂疮的，赏车一辆，用舌头舔痔疮的，赏车五辆，舔得越多赏赐越多，想必你舔了不少痔疮吧？"

庄子"舔痔得车"的故事，是不是比棕色的鼻子更具有讽刺意味？

说了那么多有关屁眼的趣闻，是为了底下有关它的医疗历史做铺陈，不要小看这隐晦不明的洞，虽然看起来有些肮脏污秽，但是它的重要性在历史的记载里可没有那么简单。

在一般人的认知里，肛门的功能应该仅止于"排泄"与"排气"，而现代医学的范畴里，肛门的功能又增加了两个：一个是作为各种镜检（如乙状结肠镜、大肠镜）的入口，另一个是作为某些特定疾病（如高血钾、便秘、肝硬化）灌肠治疗的开口。除此之外，并没有什么值得歌功颂德之处，但如果翻开医疗发展的历史，那可就比现在精彩多了。

人类在屁眼上搞名堂，可是远从古埃及时代就有迹可寻。根据古老的莎草纸记载，负责神职的祭司也身兼医疗专家，在那个时候就已经有了详细的处方，讨论肛门病理学与治疗便秘的方法。当时的观念认为，除了我们每日必需的营养外，吃进去的食物也隐含了足以致病的毒素，这样一来就衍生出了定时导泻的必

| Section 4. 杏林狂想曲 |

要性，所以有许多物质被用于肛门的灌肠导泻，诸如无花果、海盐、罗望子果实、蓖麻子，琳琅满目，应有尽有。

此外由于鼻胃管尚未发明，虚弱的病人若是无法由嘴巴进食，从肛门灌入养分，则成为另一种重要的选择。我们也可以看到莎草纸上记载了牛奶、酒等奇奇怪怪的物质也借由肛门灌入肠道，以解救虚弱的病人。

这种做法一直传承到 16、17 世纪的欧洲大陆，那时还有少数冥顽不灵的医师（其中不乏大师级的医师，如杭特），把威士忌、捣碎的马铃薯及鸡蛋以灌肠方式作为补充病人营养的手段。

不只有导泻或营养补给，可借由肛门灌肠达到目的，西方公认的医学始祖希波克拉提斯，也利用灌肠来治疗发烧，而希腊的医疗之神阿斯克勒庇俄斯除了认同灌肠可以治疗热病之外，甚至想通过它来驱除人体内的寄生虫。

除了导泻的效果比较显著，上述提到其他以肛门灌肠的治疗方式都没有效果，以至于在往后历史发展中，大多数的医师都把重心放在以肛门灌肠为手段的洗肠治疗上。他们普遍认为，肠道容易有腐败的体液产生，使用药物灌肠，将这些腐败的体液带出体外，是维持身体健康非常受用的方法。在罗马人卡利安（Galien）、赛尔斯（Celse），甚至是 10 世纪阿拉伯的医学巨擘爱维生（Avicenne）等人的著作中，都有大量的篇幅阐述相同的观念。

近代法国土鲁斯医学院的杰克·费西诺（Jacgues Frexinos）教授，他的大作《绞痛的肚子》（Les Ventres Serres）中就有提到，远古至今有将近600种各式各样的药草被用于洗肠治疗中，而其中的54种已由世界卫生组织于1978年列编于医疗用途中。

虽然经由洗肠疗法来达到净化身体是种学理薄弱又近乎神秘的观念，但是从古埃及到中世纪，并没有因为人类文明的发展而有所改变，反而在16、17世纪时变本加厉。此时洗肠药物及灌肠工具普及，定时灌肠成为维持生活质量的基本要求。而灌肠用的注射器更是欧洲家庭必备用品，一般来说，尺寸都相当惊人，其管身和套管都用金属制成，随着时间的演变，比起罗马帝国时代黄铜制的灌肠器更趋精美，有时甚至可以视为艺术品。

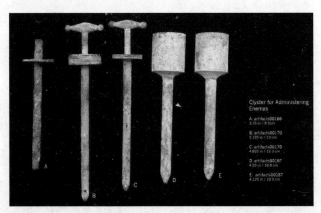

图37 罗马帝国时代黄铜制的灌肠器（图片来源：弗吉尼亚大学）

| Section 4. 杏林狂想曲 |

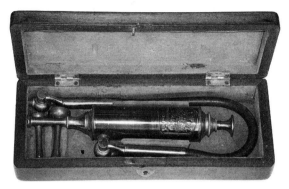

图38　16、17世纪家庭用的灌肠器（图片来源：www.inside.com.tw）

此时灌肠器注进人体内的物质也令人咋舌，除了不同温度的水及海水、各种油品（橄榄油、杏仁油，当然没有棉籽油）之外，更有蜂蜜、胆汁或是取自各类动物内脏器官的磨碎物，都可用于洗肠疗法上。

值得一提的还有两件事：17世纪的洗肠疗法与放血疗法堪称当时医疗界的两颗明珠，都被视作治病的万灵丹。虽然医疗界对此曾有激烈的辩论，但一直没有什么强有力的论述可以驳倒它们的支持者。所谓"当局者迷，旁观者清"，反倒是很多医疗的门外汉对上述两种疗法抱持着怀疑的态度。法国的喜剧作家莫里哀（Moliére）即是一例，他常在其剧作里，设计一些揶揄与嘲弄医师的桥段。

另一个我想说的事有关于法王路易十四，他本身是洗肠疗法的拥护者，某些历史学家甚至戏称他为灌肠王（Enema King）。根据文献记载，他的一生接受了 2000 次以上的洗肠治疗，喜爱的程度甚至连听政与接待外宾的时候都不愿意放过。

时间推向 19 世纪，虽然临床医学知识与解剖学有长足的进步，而且鼻胃管也被发明了。但肠道淤积是万病之源的论调，不管在医学界还是民间，依然是非常流行的观念，历史学家甚至将这一世纪归类为各种洗肠疗法最为鼎盛的时期。当时的人甚至认为它无所不能，可以治疗肺结核、风湿性关节炎等难缠的疾病。

到了 20 世纪，消化生理学与病因生理学已不再艰涩，各种肠道疾病的成因与治疗也日趋完备，所以"洗肠疗法"神秘的面纱自然褪去，不再有任何一位受过正规教育训练的医师会去强调它有什么特别神奇的功效。

然而，"肠道淤积而致病"的信仰终究难以根除，这种净肠养生所隐含的神话始终刻在某些特定人群的深层记忆里。由于害怕毒素囤积在肠道，始终每隔一段时间就会有人鼓吹起来。以近一二十年流行的"大肠水疗"为例，这种在 6 世纪就被记载在犹太经典里的古老疗法，成为 20 世纪的新宠——透过冗长的洗涤程序，提倡者希望能达到排毒、解毒、增强生活质量的目的，虽然没有明讲，但言谈之中都"暗示"该疗法有抗老甚至防癌的功效。

| Section 4. 杏林狂想曲 |

如今，上述的疗法已慢慢不流行了，取而代之的是以咖啡来代替清水，作为去除肠道淤积的洗肠剂。这种疗法起源于第一次世界大战德国医生迈斯·葛森（Max Gerson）的狂想，如今在世界各地有不少粉丝，极端的鼓吹者甚至还强调使用"有机咖啡"的重要性。第一眼看到这样的情景还真让人哭笑不得，我相信如果有机会，星巴克一定是第一个跳出来极力反对的商家，否则要是此疗法流行起来，星巴克可要改为"洗肠治疗所"了。

从菊花谈到玫瑰花瓣，从舔屁眼谈到各式各样洗肠疗法的治疗，论古道今，在字里行间浓缩医疗发展史的趣闻，这是我在近年养成的特殊喜好。对于文中提到的有关洗肠疗法的种种，我是抱着敬谢不敏的态度。

有病找专业医生看诊，才是正确的观念，至于如何养生，以现在我的年纪实在没有什么立场发表看法，如果你有兴趣，等我活到100岁，会再出书让你知道。

西施得了什么病

相信大家都听过"东施效颦"的成语,它的意思是说,一个人去模仿别人,不但模仿得不好,反而还造成出丑的情形。它的典故是出于《庄子》里的《天运》篇,原文是这样记载的:

西施病心而矉其里,其里之丑人见而美之,归亦捧心而矉其里。其里之富人见之,坚闭门而不出;贫人见之,挈妻子而去之走。

这里的"矉"同"颦",指的是蹙眉状。故事里的西施因为胸闷不舒服而捧心皱眉,被一位丑女人看见了,回到自己居住的地方也开始学起西施,却适得其反,不仅让隔壁的富人吓得紧闭门户,穷人也带着老婆小孩离家出走。

上述的故事并没有把那个丑女人称为"东施"。据后人考证,

Section 4. 杏林狂想曲

今天会有东施、西施的出现,乃是北宋时期一本地理百科全书《太平寰宇志》的关系。书中提到越州的诸暨县有西施家、东施家,而西施是越国的美女,因此黄庭坚据此记载,穿凿附会把《庄子》里的寓言故事,改为有东、西施比较的场景,因而造就了"东施效颦"这个成语的出现。

一般人看到这个故事,大概发出会心一笑就过去了,但有些医师却不尽然,可能是因为"职业病"的关系,会去猜测西施到底得了什么病,连我也不例外。

台湾的肝病权威许金川教授认为西施罹患了"胃食道逆流症",也就是电视广告里俗称的"火烧心"。它的致病原因是胃至十二指肠的内容物流入食道的下端,造成食道黏膜组织损害,所引起的一系列症状。近年的流行病学统计指出,某些反复发作的气喘、慢性干咳、夜间呼吸暂停症候群、非心源性的胸痛或胸闷、慢性支气管炎以及慢性咽喉炎等疾病,都和胃食道逆流症有着不等程度的因果关系。

根据研究得知,胃食道逆流症和患者本身的文化经济阶级没有关系,却与个体本身常年的饮食习惯不佳、工作劳累、缺乏运动及情绪精神状态不稳有着密切的关联。所以,社会经济发展越进步,生活步调越快而紧张,就让它的盛行率逐年攀升。

我想许教授之所以认为西施是胃食道逆流症患者,应该是认为西施承受着巨大的心理压力。因为自己的国家被吴国打败，她不得不委身于吴王，色诱他，让母国能够有喘息的机会，内心的煎熬自然无法为外人道也。因此最后也罹患胃食道逆流，动不动就捧心蹙眉了。

不过，在我这位心脏专科医师的眼里，对此却有不一样的解读，我认为西施应该罹患了"二尖瓣脱垂"这个病。

二尖瓣脱垂这个病，依照字面上是不好解读的，它的英文名诊断叫"Mitral Valve Prolapse"，意思是指左心房和左心室之间的二尖瓣在关闭时，因为结构上的小瑕疵，以至于使病患在临床上会有胸闷、胸痛，甚至有喘不上气的情况发生。

我们试着把二尖瓣想成是降落伞：伞面是二尖瓣的主体，它的开合主要是依赖几十条如伞绳的"心键索"来牵引，心键

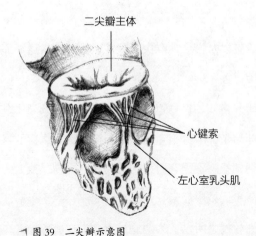

图39 二尖瓣示意图

Section 4. 杏林狂想曲

索连接到左心室的肌肉上,随着心室收缩及舒张来牵动二尖瓣。

会造成二尖瓣脱垂的现象可能是这几十条心键索在拉扯二尖瓣主体时,没有百分之百地协调合作,以至于二尖瓣的关闭未形成完美的马鞍形弧面。虽然不会因瓣膜关闭不完整而产生逆流现象,瓣膜的形状却会变得不规则,这样的不规则,医学上就以"脱垂"来形容。

上述的概说你乍看不懂没有关系,你只要想象,有扇门每次都需要你额外地用力与用心才能正常开合,那也可以说是有"脱垂"的现象。

研究显示,二尖瓣脱垂好发于年轻的女性,有的文献报告讲甚至可以高达 20%,而且临床上归纳起来,患者不舒服的症状发作,和下列的情况很有关联:例如熬夜,重要考试前,男性在新兵训练中心,而女性则在月经期前后。意即患者在身心受到巨大压力,或者是肾上腺素分泌迅速增加时,就很容易有胸闷或胸痛的征候产生。

虽然临床上发现,二尖瓣脱垂的病人容易有胸闷、胸痛甚至呼吸不顺的状况发生,但是目前为止,并没有一个合理的理由可以解释,为什么仅仅是脱垂,就会出现上述恼人的症状。

不过,以刚刚提到的现象来反推治疗二尖瓣脱垂的症状是可行的。临床上医师会利用乙型肾上腺素激性阻断剂（β-blocking agent）来降低患者心跳，再辅助部分镇静剂来舒缓其失眠与紧张，通常都有一定的疗效。但是某些患者却可能由于上述药物的副作用而无法接受治疗——前者会造成低血压与心搏过缓，而后者会让病患容易昏昏欲睡，甚至无法集中精神工作。

我自己也是二尖瓣脱垂的患者，某些时候也是深受其苦。若是参与了紧急的开心手术而彻夜未眠，一旦手术完成，情绪仍然激昂高亢的我，常常会因为肾上腺素分泌过当而使得自己心跳加速，造成胸闷，甚至偶尔也会有胸痛的现象。

由于我能够了解二尖瓣脱垂的原因及其造成的现象，所以即使不舒服，心里因为疾病造成的不快也比较能释怀，也能为了它采取比较不容易发作的生活态度，但是普通大众，尤其是对那些无法服用药物而减轻症状的患者而言，心情可就是异常苦恼。

这时的我都会向那些病患说"东施效颦"的故事。

刚听到故事的人都会觉得莫名其妙，为什么要把二尖瓣脱垂跟东施、西施扯上关系？等到我把故事说完，告诉这些病患他们得到和西施相同的病时，大部分人原先忧虑的脸色都会褪去。我会说，二尖瓣脱垂是好发在"俊男美女"身上的病，而且这些俊男美女都有"忧国忧民"的特质，只要调整自己的心态与生活作

Section 4. 杏林狂想曲

息，大部分的人都可以不药而愈。

你可以说我很"贼"，也可以说我有舌灿莲花的功力，但是在这里我可以告诉你，在我的门诊追踪治疗二尖瓣脱垂的大部分病人，都没有什么抱怨，而且药物治疗的效果是出人意料的好。

保险不保险

我的大儿子最近接到入伍通知书，知道这个消息，我的心情是混杂着惊喜与惭愧。惊喜的是，那个曾经因为母亲早期破水，出生后不得不住在保温箱里的小男婴，如今已成年可以担负起责任；惭愧的是，身为父亲的我，因为长年忙于工作，竟然浑然不觉他已经18岁了。

不免俗的，为了显出父亲的威严与关心，在知道大儿子收到入伍通知书的当天晚餐后，我感性地拍了他的肩膀，然后说道：

"苏哥哥（我平常对大儿子的昵称），你已经18岁了，爸爸先在这里祝贺你成年了，从今以后，你要像个顶天立地的男子汉，做事要有担当，而且要为自己做的事负起应有的责任。"

原本以为这段勉励的话，多少可以促进点儿亲子关系，不料却触动了家里两位女人敏感的神经。

| Section 4. 杏林狂想曲 |

由于大儿子读的是男女合校，加上身材高，健壮，又是篮球社社长，虽然没有听闻他和任何一位女同学有交往的消息，不过我的母亲在听到那段感性的勉励之后，首先就发难了：

"阿乐（我母亲对大儿子的昵称），18岁了，要知道轻重，学校里的女生那么多，可不要跟人家随随便便，出什么问题不太好……"

"对呀，苏哥哥，现在的女生胆子都很大，你可要小心，不要做了什么以后会后悔的事……"我的老婆在听到母亲那段语重心长的提醒之后，立刻就加入战局，希望大儿子不要意乱情迷，做出傻事。

"我知道。不过，我又没有交什么女朋友……"

此时的大儿子脸色已经沉了下来，低声回答了这段话。没有想到家里的两位女性长辈一搭一唱又说了些劝诫的话，虽然是肺腑之言，但连我听起来都不是滋味，何况是原本就无辜的大儿子。

"知道了！"

面对长辈的耳提面命，大儿子只能点头如捣蒜，想办法赶紧脱离这个是非之地，回到自己的书房里暂时避一下风头。不过，在他走进房内之前，我却听到了他的轻声抱怨，嘴里嘀咕着：

"又不是三岁小孩了，哪会随便乱搞……再笨也会用保险套，紧张个什么劲！"

他就这样悻悻然走进书房去，让我一时之间心里又有了一层愧疚感。原本高高兴兴的父子互动，却造成了两位女性长辈啰唆个没完。

在大儿子还没有说出"保险套"这个字眼时，我本打算加入战局，以开玩笑的口吻提醒他们三人，"医院里的妇产科主任李医师就住在我们家前面第二个巷口右转第一栋大厦的十四楼里，有事可以找他"等之语。但还是忍了下来，免得激怒了那两位女性，让局面更加难看与尴尬。

只是，保险套安全吗？我不想告诉大儿子的是，根据许多生育控制专家的统计，男性使用保险套的"中奖率"可以高达18%，即便是老手，也有2%的失败机会，无法和女性避孕药的效果相提并论。所以，"保险套"够保险吗？那还要依使用者的熟练度而定。

现今的保险套已是"避孕"与"避免性病传染"的重要利器，不管是生育控制专家，抑或是艾滋病防治专家，都建议男性朋友要"戴套"，表示对性伴侣的尊重与保护自身的安全。不过翻开医疗发展的历史，你会发现它有很多吸引人的逸闻趣事，远比它现在的面貌有意思多了。

保险套在什么时候出现在人类的历史上，至今仍莫衷一是。有历史学家指出，在法国某山区的洞窟，距今10000～15000年

| Section 4. 杏林狂想曲 |

的壁画里，就描绘出男女交媾时，使用类似保险套的东西。不过这种说法一直受到各方的质疑，因为在那个还为生存而奋斗的年代里，人类文明应该还没有节育与性病的防治概念，自然谈不上保险套的使用了。

同样的例子也发生在3000年前埃及的壁画上，画里的男性在生殖器上都戴着不同颜色的套子。没有文献记载可以证明古埃及人用它来节育，不过倒是有历史学家猜测，认为这种套子应该是用来防止蚊虫叮咬，以及避免在战斗中生殖器受到伤害，而各种颜色的出现，应该是为了区分阶级。

至于在人类的文献里，第一次有关使用套子而避免怀孕的记录，并不是在医学典籍里被发现，而是出现在神话故事里。

根据古罗马帝国时代作家安东尼努斯·莱伯拉里斯（Antoninus Liberalis）创作的神话故事所描述，由于克里特岛的国王米诺斯（Minos）太过邪恶，他的精液被认为藏有毒蛇与蝎子，于是他的妻子帕斯菲（Pasiphae）在行房时，套上了由羊膀胱做成的套子来防止怀孕。

这个神话虽然不是真的，但后人解读起来，认为安东尼努斯不可能凭空想象出这种东西，因此判断当时的人们已可能使用类似的套子来防止怀孕，推论是人类使用保险套的滥觞。如果后续还有学者挖掘出同时代的文献或物品可以证实这个观点，那一定会颠覆现今学者的思维,因为现在女性用保险套的发明,可比男性用保险套要晚上一段时间。

上述的历史仅止于看图说故事,或者是穿凿附会。有关保险套的正式使用文献记录,首次应该是出现于16世纪。那时因为十字军东征,伴随着梅毒盛行,有位意大利的解剖学家加布里瓦·法罗皮奥(Gabriello Fallopio)最先将保险套用于预防性病,但他的相关著作却等到他死后两年,大约是在1564年的时候,才有人整理发表。书里提到他的发明,也就是将亚麻布做成的阴茎套,让大约1100位男性使用,据记录,这些人并没在性行为之后染上梅毒。

且不管这本著作的真实性如何,它可以算是历史上第一次用保险套来预防性病传染的记载。不过对于保险套如何融入人类的生活中当中,始终是个谜团。

根据学者诺曼·海姆斯(Norman Himes)所著的《避孕的历史》(*Medical History of Contraception*)中的臆测,他认为保险套是中世纪某个屠夫,意外用动物的肠子套着男性生殖器,以防止在性行为中感染梅毒而发明,而并非如传言所说,是在15世纪时,法国有个叫作康登(Condom)[①]的小镇盛行梅毒,那里的居

---

① Condom 即是避孕套。

| Section 4. 杏林狂想曲 |

民为了防止它的传染,而发明了保险套。

但是据我以医师的观点来看,人类历史上开始使用保险套,应该如大多数历史专家推测的一样,是和防止梅毒传染脱不了关系,至于它的风行,若依照历史文献的数据显示,大约在17世纪就已经开始了。

例如在1655年,法国有名的情色小说《女子学校》（*L'Escole des Filles*）里,就记载女主角苏珊娜说过,有男人使用"preservative"①来作为"避孕"的措施之一。另外在1671年,法国散文家塞维尼夫人（Madame de Sevigne）写给她女儿的书信中也提到,那些"金箔匠的皮肤"（gold-beater's skin）②做的套子,如同穿戴武器一般,让性行为乐趣尽失,好像是蜘蛛结网来对抗外来风险一样。

上述的记载透露了两点：第一是保险套在17世纪时,已经是稀松平常的日用品；另一个重点是,保险套的功能已不再是单纯为了预防性病传染,它也开始提供避孕的功能了。

到18世纪,保险套的使用更加风行,例如威尼斯著名的采花贼卡萨诺瓦（Casanova）,多次在他的情色自传里提到保险

---

① 制作金箔时垫着的牛肠。
② 法文译保险套,英译却是防腐剂。

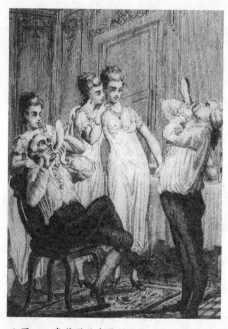

图40 卡萨诺瓦自传的插图（图片来源：美国国会图书馆）

套，甚至将它当成气球使用，把它吹饱后，用以取悦他的女朋友们。有位医师罗蓝登（Rollenton）研读了他的回忆录，将心得发表在某次医学会报告，认为卡萨诺瓦对保险套的使用是以避孕为主，避免他的偷情造成太多的婚外子女，而不是为了预防"性病"一途。结果罗蓝登的报告得罪了那次会议的主席，不愿意将它发表在该次会议的刊物里，但最后文章还是收录在英国内科学会的期刊里《英国医学杂志》(*British Medical Journal*)里。

"保险套"谈到这里，之后大概没有什么新鲜的话题，因为在19世纪橡胶问世以后，已经取代了原先的动物制品，诸如肠子、膀胱等原料，迈入了另一个新的纪元。等到20世纪的乳胶"单一聚亚安脂"发明后，更薄、更可靠的保险套问世，接受度提高，自然刺激了它的产量与销售。

| Section 4. 杏林狂想曲 |

不过，好奇宝宝我依然有一事未明，那就是为何保险套要叫作"Condom"呢？根据北卡罗来纳大学威廉·克鲁克（William Kruck）教授的考证，这个字最先出现在 1706 年贝尔赫（Lord Belhaven）的书中，随后在 1717 年，丹尼尔·特纳（Daniel Turner）的书里也引用了这个字。至于它的字源，并非由前面那个叫作"Condom"的小村落而来。1911 年学者李奇（Ritcher）认为它来自波斯文"坎杜"（kendu）或"康杜"（kondu），表示由动物肠子所制，可以贮藏东西的空管。

但不管如何，Condom 的字源和其发明一样，似乎也是个历史上难解的谜团，所以也无怪乎《花花公子》(Playboy)杂志在 1972 年用"Conundrum"[①]，来为 Condom 这个字源作批注。

从大儿子的入伍通知书事件，我仔细回溯了"保险套"的历史，使我惊讶的，是那薄薄的套子竟然也有如此的"历史深度"，真是始料未及。更巧合的是，它的原始功能是为了防止"梅毒"的传染，如今却扮演了预防"艾滋病"的重要角色，好像是为了人类那无止境的欲望，一直存在的防火墙，历久不衰，你说是吧？

---

① 谜语、难题之意。

医疗的图腾

为了替自己的小说《DNA的恶力》增加传奇的色彩,我有了机会研究梵蒂冈的国徽。梵蒂冈的国徽即教皇徽,是梵蒂冈城国的标志,其底色为红色,上面有两把交叉的钥匙和一顶三重冠冕。红色在历史上曾经是天主教教堂的颜色,金黄色和银白色的两把钥匙传说是耶稣基督赐给门徒彼得——象征天和地的权力都交给他,三重冠是主教冠和人间皇冠结合产生的,罗马教皇自称是基督在世上

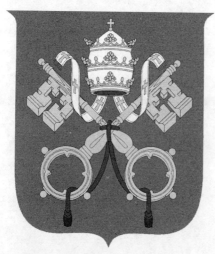

图41 梵蒂冈的国徽

Section 4. 杏林狂想曲

的代表，教皇又是梵蒂冈的领导者，有最高的立法、行政和司法权，所以是三重皇冠。

这"教皇徽"也可称为"盾徽"（coat of arms），在台湾大学历史系古伟瀛教授所写的《主教牧徽——台湾天主教史的一个侧面》这篇文章里，就提到了盾徽的历史由来：

> 欧洲自中古封建制度发展以来，由许多贵族统治，天主教会为了要夺回圣城耶路撒冷，发动十字军东征。在战场上，为区别敌我，发展出纹章（arms）的传统，军士在服装、盔甲、盾牌上加上这些贵族特有的标志，可以凝聚士气，也不致误杀。纹章的设计，是用来装饰骑士披在铠甲上的披风，即我们所称的"军器的外衣"（coat of arms）。

由上述的解说可以得知，盾徽是种身份的辨识，原先在战场上使用，最后演变为一种身份的表征。

看了梵蒂冈的盾徽，让我也不得不思考一个问题：历史上是否也有和它相同的概念，足以代表医疗的标志呢？有什么一眼望过去，人们就知道是代表医疗的图腾呢？

答案不用我说，一定是肯定的。只不过由于有些机构的误用，现在哪一个标志才是原先代表医疗的图腾也让人有点儿混淆。所以，我不得不去寻找历史里的记载，探究个中的原委，以满足自己的好奇心。

图42至图44是3个医疗单位的代表图案，分别是"联合国世界卫生组织"、台湾卫生部门、"美国陆军军医部医疗团"。从这3个组织的标志，大概可以看出代表医疗的图腾大抵不外乎"蛇"与"木杖"，不过前两者是"单蛇缠绕木杖"，后者却是"双蛇缠绕木杖"，而且在木杖的顶端还有一对翅膀。

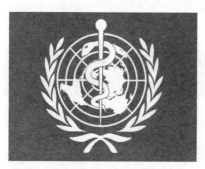

图42 联合国世界卫生组织

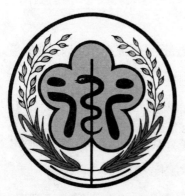

图43 台湾卫生部门

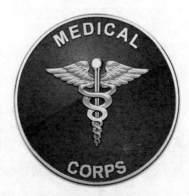

图44 美国陆军军医部医疗团

| Section 4. 杏林狂想曲 |

到底是单蛇缠绕木杖，还是双蛇缠绕木杖外加一对翅膀代表了医疗图腾？还是两者皆可呢？

答案是"单蛇缠绕木杖"才是正确的医疗图腾，真正符合历史的典故，而"双蛇缠绕木杖外加一对翅膀"是彻彻底底的误用。为什么会是这样的结果？且让我从希腊神话故事说起。

西方世界公认代表医疗的神祇是阿斯克勒庇俄斯（Asclepius），他是希腊神话中的医疗之神，是太阳神阿波罗（Apollo）和佛勒癸亚人国王佛勒古阿斯女儿科洛尼斯（Coronis）之子。

根据神话传说，阿波罗迷恋凡人科洛尼斯，并派遣了白色大乌鸦去照顾她，不久后，科洛尼斯有了阿波罗的骨肉。但是，白乌鸦发现科洛尼斯爱上了另一个凡人伊斯库斯（Ischys），并与之私通，所以它立刻向阿波罗报告了她不贞的行为。

阿波罗听到了这个消息之后，受到莫大的打击，拉弓射杀了科洛妮丝。不过在尸体火化之前，阿波罗却发现她的肚子里怀有自己的儿子，于是将他取出后，交给贤明的人马喀戎（Chiron），而这个男孩儿就是阿斯克勒庇俄斯。

人马喀戎将阿斯克勒庇俄斯抚养成人，并且教了他医术以及狩猎的技巧。随着时间的训练，他的医术越来越高超，不仅找他求助的人日渐增多，阿斯克勒庇俄斯也让很多人起死回生。

阿斯克勒庇俄斯让人们变得更长寿，这使得前往冥界的人大减,让冥王黑帝斯(Hades)非常苦恼,于是他向自己的兄长宙斯(Zeus)告状。宙斯发觉阿斯克勒庇俄斯的医术延长人类的寿命,又让人起死回生,此举威胁诸神不朽的超然地位,一怒之下,就用闪电杀了他。

宙斯并非不讲道理的天神,杀了阿斯克勒庇俄斯之后也感到后悔,觉得这位动机良善、仁慈济世的神医值得表扬,于是就把他提到天上,变成蛇夫座(Ophiuchus)。星座中伴着阿斯克勒庇俄斯的蛇,是他的无毒花斑蛇,因为他为了寻求长生不老的秘密,常常观察蛇的蜕皮重生,形影不离,所以它也一并被宙斯升上天。

神话故事说到这儿,相信你可以理解,为何古希腊描绘的医神阿斯克勒庇俄斯的形象,总是一位满脸胡子、手持单蛇缠绕木杖的中年男子。至于这个单蛇缠绕木杖为何代表了西方历史上早期的医疗图腾,就要归功于罗马人的推波助澜。

在公元前295年左右,古罗马帝国的小岛埃皮达鲁斯(Epidaurus)爆发瘟疫。这个岛上原先就奉祀希腊人阿斯克勒庇俄斯,生病的人依照习俗被送到神庙里。或许真的是受到医神的庇佑,这场瘟疫并没有造成大量死伤。因此多神信仰的罗马人受到启示,转而到处盖起了奉祀阿斯克勒庇俄斯的神庙,不到几年的时间,整个帝国就风行起来,连带使"单蛇缠绕木杖"的图案

| Section 4. 杏林狂想曲 |

（Rod of Asclepius）变成代表医疗的符号。

至于后来使用"双蛇缠绕木杖，外加一对翅膀"代表医疗的标志，我想可能是不熟稔希腊神话的人误用的关系。这个符号图案原叫蛇杖（Caudeus），在神话里是宙斯的信使——赫密斯（Hermes）的标志。

赫密斯在神话里是毁誉参半的人物。他在襁褓中就偷了阿波罗的牛群，还被状告到宙斯那儿，所

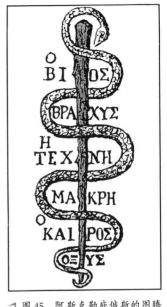

图45　阿斯克勒庇俄斯的图腾
（图片来源：*Surgery: An Illustrated History*）

以有人认为他是小偷的守护神；他同时也是位使者，将世间死者带往阴间，将他们的魂魄交给冥王黑帝斯。至于双翼是因为他担任信使的关系，用它来代表敏捷的行动；而那对缠绕在木杖的蛇，据说是赫密斯走在路上看到二蛇争吵，便用手上的令牌来调解它们的纠纷，所以赫密斯也被认为是商业与谈判的代表。

第一次将蛇杖误用为医疗标志是在16世纪的瑞士。有位名叫约翰·佛罗本（Johann Froben）的学者在重印西方医学之父希波克拉提斯的著作时，竟将它作为书的封面图案，自此开始了日

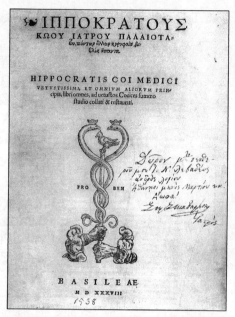

图46 赫密斯的图腾,被误用在16世纪的医学书上(图片来源:*Surgery: An Illustrated History*)

后这两种图案混用的情况。

很多医疗机构仍恪守传统,有些却不明就里跟着误用。在美国有学者做了一份有趣的调查,发现传统的医疗专业机构大约有62%选择了"蛇杖"作为代表自己的图案。

无怪乎学者斯图尔特·泰森(Stuart L. Tyson)在《科学月刊》里大骂:

| Section 4. 杏林狂想曲 |

赫密斯是市场与快捷方式之神，想当然耳，他是商人和有钱人的守护神。也可推论，他是推销员的保护者。虽然他可以给人间带来和平（有时是安详的死亡），他的三寸不烂之舌可颠倒是非黑白。从这个观点，这个图腾应该更适合国会议员、医疗郎中、书商和真空吸尘器的供货商，而不是直来直往的医疗从业人员吧！作为传达死亡的使者，赫密斯的图案应该是在灵车，而不应该在医师的车上。

这是多么严厉的批判啊！

不过大家或许不需如此严肃地看待这两个图腾代表的意义，毕竟只要医疗人员抱着视病犹亲、悲天悯人的态度来服务病患，不管什么符号代表什么意义，普通大众是不在乎的——质量与态度，才是普世的价值。

但是看了许多医疗机构的标志，我觉得还是台大医学院与台大医院最聪明，至于它的标志如何，还请有兴趣的人自行去看看啰！

女医师

曾经为了接受媒体访问,所以花了时间把《医龙》的漫画与电视剧大略看了一下,觉得漫画中的情节是夸张了一些,但对于电视剧的印象却是非常深刻。

有别于台湾对于外科手术室场景的粗糙呈现(通常只有医师站在有手术室灯号前的门口,对着家属解释病情),日本富士电视台为了要拍摄《医龙》的电视剧,不只花了好几千万台币,打造了一间真正的心脏外科手术室,而且在剧情的铺陈上,更聘请了心脏外科医师作为顾问,让整个故事的呈现,别说是一般的民众,就连有医疗相关背景的人员看起来也是津津有味,仿佛走进手术室观看真正的开刀过程,一点儿也不失真。

别以为《医龙》只是日本电视台偶然的作品。其实早在它之前的1999年,从那会儿开始,富士电视台就录制了以急诊室为

| Section 4. 杏林狂想曲 |

背景的剧集——"急诊室医师系列"（日文原名应该是《救命病栋24时》），而且还断断续续播了5季，前4季由江口洋介主演，到了2013年第5季时，主角就变成松岛菜菜子。

和《医龙》相比，《急诊室医师》的剧情比较内敛些，可能是由于不像《医龙》那般，角色里面有个夸张的天才外科医师朝田龙太郎，在手术室内表演令人赞叹的各种高难度心脏外科手术。但我个人在看过松岛菜菜子的《急诊室女医师》之后，却发现它的编剧更务实，节奏也较有条理，故事的发展确实对日本现行的医疗制度提出了一些针砭。

但令我印象更深刻的，不是饰演小岛医师的松岛菜菜子有着过人的演技，而是她和江口洋介饰演的进藤医师，两人仿佛打不死的蟑螂，像极了电视广告里的电池人，永远都有用不完的体力。这种折磨医师的场景，似乎也存在台湾的急诊室里。

在松岛菜菜子当主角的剧情中，她所处的环境相较更严峻。她被拔擢为管控急诊室人力调度的医局长，因此剧中可以看到她身为女性医务主管，在日本那种大男子主义的社会环境中的为难，除了要承受极大的工作压力，还要面对男性下属异样的眼光，甚至是不屑的脸色与不服气的表情。

虽然来到21世纪，"女男平等"也喊了很长的一段时间，但不要说是在有关医疗的职场，即使是其他的就业环境，女性朋友要能够叱咤风云，成为一方之霸，都不是简单的事，不只要比男性伙伴优秀，压力更是有过之而无不及。

或许工作量繁重的心脏外科可作为代表。我已经在这行工作了近20年，确实也没看到被捧为大师级的女性心脏外科医师，目前为止都还是男性的天下。

于是在我心中涌起一个疑问，从古至今，女性医师在医疗史中的角色到底是如何呢？我搜寻了一些相关史料，很惊讶地发现，越是靠近现代，女性医师的地位越比不过那些医疗水平不甚发达的年代。

以距今三四千年的古埃及为例，那时候能从事的外科医疗是属于比较表浅的工作，如放血、排脓及简单的骨折固定，女性的角色和男性没有什么差别，而且可能还胜过男性。除了一般的工作，女性还比男性更加胜任妇产科的工作——接生，从那时候开始，这工作几乎都是专属于女性。

男女在医疗工作上有平等地位，在古埃及并不稀奇。据说埃及艳后克娄巴特拉七世（Cleopatra）时期的赫利欧波利斯（Heliopolis），就有男女可以一起学习的医疗学校。史学家信誓旦旦说道，摩西和他的姐姐弥丽亚（Miriam）都是该校的学生。甚至有人穿凿附会地说，特洛伊战争里被视为祸水的海伦，曾在埃及受过医药训练，从那里得到能减轻疼痛和降低怒气的药物，让

Section 4. 杏林狂想曲

接受治疗的人可以借此忘记所有的伤痛。

古希腊也承袭了上述在埃及的观念,男、女性的学习者可以平等得到医疗及相关照顾的知识。知名的学者亚里士多德和他的妻子彼帝亚丝(Pythias)共同完成了一部生物及生理的百科全书,而其中有关"组织学"与"胚胎学"的部分,据说主笔者是彼帝亚丝,因为这是她的强项。

可惜到了古罗马帝国时代,女性的地位已不若埃及和希腊时期,被俘虏的希腊女医师只能沦为奴隶里的看护,不能在公开场合行医。虽然那时偶有女性可以接受医学教育,但没有什么机会可以自由从事医疗作为,其中只有一位例外,那就是马克·安东尼(Mark Anthony)的妻子奥克塔米雅(Octavia),据信她是当时最有名的女医师,而且还写了一本药物的处方集。

在往后的几百年,女性医师的角色除了与护理人员的责任混淆不清外,几乎沦为类似"圣徒"的角色,要不奉献出生命,救治人们,不然就如凡妮欧拉(Faniola)及玛森娜(Mathena)两人,盖起医院收治贫病交迫的穷人才能名留青史。但是,有史学家怀疑她们是不是真正的医师。

有个例外发生在12世纪意大利中部的萨莱诺(Salerno),那里有位女医师特达欧菈(Trotula),创建了一所很有名的医事学校,同时有好几位女医师帮忙她的工作。这位博学的女医师,不仅有希腊与埃及的医学底子,同时也可能精通阿拉伯世界的医术,尤其她擅长妇科及产科学,更写了三本相关的医学著作,被史学家称为"向欧洲介绍阿拉伯医学最重要的中心"。

有关女医师的历史回溯,写到这里也失去了兴味,因为在这之后,史料中再也找不出什么有影响力的代表人物,即使在工业革命之后,欧洲女性有许多可以在外抛头露面的机会,但男尊女卑是打不破的界限,就读医学院的女性寥寥可数,毕业后能否找到地方开业,仍是未知数。一切要等到日后女性意识高涨,没有受到社会压力的打压,女性从事医师的工作才逐渐增加。

上述说的是有关西方历史的演进,但是在台湾第一位女医师是谁呢?公共电视台还曾经介绍过她,就是蔡阿信医师。

蔡阿信医师是台北市人,出生于1899年的万华,小时候就天资聪颖,据说当时母亲将她送给别人当童养媳,结果她自己认得回家的路,从领养人家里逃回母亲的身边,而且发生两次,最后领养人只好放弃领养。

还好母亲再嫁后,继父对蔡阿信很好,6岁就让她上私塾学习,让家人与师长看到她过人的记忆力,听说不到一个月就背完了《三字经》。

12岁时,蔡阿信进入基督教在台湾创立的第一所中学"淡水女中",她是全校年纪最小的学生,物理、数学及英文的成绩

| Section 4. 杏林狂想曲 |

始终名列前茅，所以在18岁毕业前夕，加拿大籍的女老师建议她去日本医校进修，但母亲与邻里之间出现了强大的反对压力，意图阻止她前往日本留学。理由除了路途遥远，当然还是那"女子无才便是德"的迂腐观念，不希望一个女性读那么多书。

岂知蔡阿信却执意要去日本，心中秉持的信念就是如她日后所言："别人越反对，越激起自己的决心，让自己觉得非达目的，不肯罢休。"

在日本读了两年的语言学校，蔡阿信考上了日本唯一的女子医学校"东京女子医专"，经过多年的努力，她终于以优异的成绩毕业，最后返台为家乡服务。

刚回台湾的蔡阿信并没有办法在医院中找到职缺，即使自己的专长是妇产科，还是只能到某间眼科诊所帮忙，虽然没有学到什么特别的技术，但从诊所的医师那里，蔡阿信说她得到非常宝贵的一课——她被要求戴上眼罩，在床上躺三天，让她充分体会失明的感觉与不便，也让她懂得同理心的重要。

可能是在眼科诊所里的训练，后来让蔡阿信在台中开设"清信医院"时，订立了很特别的收费标准，即"富者多收，贫者少收，赤贫免费"。而且赤贫的产妇在生下孩子之后，还有免费的婴儿衣物与进口的炼乳相赠，可说是"医者父母心"的典范。

除了医疗事业，蔡阿信在医院附设"清信产婆学校"，不只让女学员在医院学习,而且食宿全免。不到几年的工夫,就有将近300个受过专业训练的产婆在台湾服务。

中日战争开打后,由于局势不稳,蔡阿信在1938年关闭医院先到日本,而后转到美国及加拿大等地研究,还因为有日侨的特殊身份,被加国政府委派前往日侨集中营担任驻营医师。

战争结束后,蔡阿信于1946年返台,但来年"二二八"事件爆发,她对当时的政府深感失望,于是在1949年与英裔加拿大牧师吉卜生(Gibson)结婚,4年后返回加拿大温哥华定居,就再也没有回台湾了。

我整理的女医师历史故事,是不是会让你对女医师的难得与不平等待遇感到不平?你会不会觉得即便到了今日,出人头地的女医师似乎也没有多少?

我无意激起读者对历史与当今的状况感叹,反而是要提醒大家女性医师的难能可贵,所以下次自己或亲朋好友遇见女性主治医师时,心中可要充满感谢,她们可是吃了比男医师更多的苦才有机会替你们服务!

| Section 4. 杏林狂想曲 |

医院的遗迹

周先生是无业游民,每个月仅靠着政府几千块的低收入户补助金过日子。不只如此,他还是位尿毒症患者,每个星期固定要到专业的诊所接受三次的"血液透析"(hemodialysis,俗称洗肾)治疗。

对于他的现状,在生活水平甚高的台北市,自然有其幸运与不幸的地方。

他的不幸在于区区数千元,根本无法提供给他温饱的生活,现实的压力逼得他不得不采取一些常人想都想不到的方式过日子;而他的幸运,就是可以借由许多有爱心的医疗从业人员或机构,从中找到安身立命的方法。

第一次和周先生打交道,他就给我上了宝贵的一课。

因为赖以血液透析的动静脉瘘管完全阻塞,所以周先生来到医院向我求助，在取得他同意以后，我将他收治住院，准备明日早晨在全身麻醉的辅助下施行手术。

原本周先生要求住在健保给付的床位，但因为是4个病患一间，除了比较拥挤，又没有提供电视收看，所以他一住院后就立刻要求转到单人病房，他只是想要有独立空间与电视。

"单人房一天要补差额三千多元哦！"

护士小姐好心提醒周先生，但他连考虑一下也没有，就急着要求我们立刻将他转至单人病房。

我一开始觉得有些蹊跷，因为将他转介给我的血液透析诊所的人曾在电话中提到，周先生是低收入户，最好不要使用健保不给付的自费特别材料在他身上，所以看他大摇大摆走向单人病床时，心里是有点儿感到奇怪。

初次见面的我不了解周先生的背景，也不好再进一步探听，二十几年的行医经验里，确实也看过很多怪人，像周先生这样请领低收入户补助，却在住院时毫不客气地要求单人病房的不是没遇过。

上述的病人都有个特色，上下打量他可能非常不起眼，却是台湾人口中典型的"田桥仔"——或许目前无业在家，名下没有任何土地财产，平日的生活可能和乞丐无异，但不知在某处藏有大笔现金，必要时都拿得出来救命。

| Section 4. 杏林狂想曲 |

　　我以为周先生也是这种"深藏不露"的人，结果他在隔日手术后，就在当天下午急着办理出院，对于未付款项只以准备不及的原因，签了保证书后离开医院，信誓旦旦地说隔天会来缴清。

　　周先生之后就将整件事置之不理，几天收不到款项的医院希望身为主治大夫的我能出面协调。我打了电话给转诊的诊所，结果护理长听到电话之后叹了一声说"又来了"，就赶快来医院结清欠款，顺便向我说抱歉。

　　和护理长聊过之后，才知道周先生是名副其实的光棍，货真价实的低收入户，所以入院前护理长才特别向我提醒不要为他使用任何自费的医疗特材，免得他付不出来，但这样的提醒因为我的疏忽，让他钻了漏洞住进单人病房，造成医院的呆账。

　　"要不是他是尿毒症患者，还有我们这些医疗人员为他打理，搞不好现在他早就落魄街头，不知在哪里了！"

　　护理长说得很无奈，但绝不是因为替他的单人病房埋单而抱怨，反而让我觉得有种孔老夫子所说的"斯人也，而有斯疾"的味道。

　　护理长还说了几个和周先生相似病况的游民一些滑头的事迹，大部分的事我都忘了，只记得其中最经典的部分：那就是每到寒流来袭的时候，这些人都会想尽办法装病到市立医院的急诊室，希望那儿的医师能收他们住院，如果不行，至少也希望能在急诊室留观几天,因为医院里有温暖的被子,热腾腾的食物,可以帮助他们度过难熬的天气。

听了这些事,内心有些感触,也有些情绪的话想要发作,但看到眼前这位像菩萨的护理长也只好把话吞下来。我只觉得,她真是周先生的管家婆与避风港。

护理长离去,反倒是在我身旁听到整件事来龙去脉的同事忍不住发了牢骚:

"什么嘛!这个周先生把医院当成什么?这里又不是救济院,要得我们团团转!低收入户还那么大方!"

我立刻制止了这位同事的情绪话语,我告诉他,周先生会有这样的行为不值得鼓励,但他对于医院有些"企求"是其情可悯,因为在人类历史上,设立医院的主要功能就是做慈善事业。

我的解释或许让同事及读者听了有些疑惑,但是听我说完医院的发展史后,相信会证明我所言不假。

谈到西方历史上有关现今医院的雏形从何而来,有些人会说是源自于希腊时代的神庙。公元前3世纪左右,生病的人都会跑到祭祀医疗之神阿斯克勒庇俄斯的庙里去睡上一晚。当时的记载是说,病人在睡梦中会有医疗之神出现,除了可能直接治愈病人之外,也可能会得到治疗上的指示。

这种梦疗般的神迹治病方法更流传到罗马帝国时代早期,于

Section 4. 杏林狂想曲

是祭祀医疗之神阿斯克勒庇俄斯的神庙到处设立，在公元 2 世纪更有文学家阿里尤斯·阿里斯第德（Aelius Aristides）据此写了 5 篇《神圣故事》（Hieroi Logoi）。

不过有些历史学家对于把上述的风俗认定是医院的起源却不以为然，认为医院是来自于公元前 4 世纪左右的斯里兰卡。

根据公元 6 世纪史书《大史》（Mahavamsa）记载，大约在公元前 4 世纪统治斯里兰卡的僧伽罗（Sinhaleses）王朝，国王潘度卡婆耶（Pandukabhaya）就在国内广建类似于今日医院的机构，以照顾贫苦患病的大众。目前在斯里兰卡的密印塔列（Mihintale）、阿努拉德普拉（Anuradhapura）、迈迪吉里耶（Medirigiriya）等地，还有这些建筑的遗迹。

但研究古印度史的学者却提出不同的见解，认为斯里兰卡的医院是源自于古印度的概念，只不过古印度是短期的照顾单位，而斯里兰卡是常驻的机构。因为斯里兰卡的文明深受印度文化的影响，因此说斯里兰卡据此发扬照顾贫苦病患的作为也是合理猜测。关于这点，我们可以在东晋高僧法显的《佛国传》里得到证实。

法显在东晋安帝隆安三年（399），与 4 位法师结伴前往当今的印度与斯里兰卡求取佛陀的戒律，历经千辛万苦，于义熙八年（412）回到中国，除了带回多部重要的经典外，更将这段期间的所见所闻写成《佛国传》。其中一段有关印度类似医院的记载，是非常有价值的。

法显在中天竺时，到了一个叫"摩竭提国"的城市"巴连弗邑"，遇上了那里每年2月8日全国一起庆祝的"行像节"。在这天，会有绘上佛像并加上精美装饰的四轮车游行市区，市民更会请乐师及声优即席演出，也会用花、香油供养佛像，彻夜不停歇。

但更重要的是对于城中临时的医院有这样的描述：

其国长者、居士，各于城中立福德医药舍，凡国中贫穷、孤独、残跛、一切病人，皆诣此舍，种种供给。医师看病随宜，饮食及汤药皆令得安，瘥者自去。

从上述的文章中可知，这个行之有年的福德医药舍是依行像节成立的临时医疗救济站，免费提供看病、汤药及饮食，这些受救助人可以留在那里，有进步后才自行离去，说它是早期医院的雏形也不为过。

至于当今西方世界类似医院组织的设立，应该是在公元4世纪，君士坦丁大帝统治罗马帝国时代后才兴起。

在第一次尼西亚大公会议（First Council of Nicaea，在公元325年）之后，天主教的圣人山普森（Sampson）在君士坦丁堡，

Section 4. 杏林狂想曲

尼西亚主教贝索（Basil）在现今土耳其中部的地方，接连成立了相当于现代医院的机构，不只影响日后拜占庭的城市，也给中世纪伊斯兰世界很好的典范。

这些早期成立的医院有专业的医师（男性及女性都有）、护理人员及专业的清洁、勤务单位，更懂得将不同的病患分区治疗（类似现今的专科病房）。其中难能可贵的是，医院也提供医护人员的训练以及可供查阅典籍的图书馆，已略具当今医疗中心的规模。

这也无怪乎接下来的伊斯兰世界大举仿效了拜占庭时代的观念，有计划拷贝医院的设立方式，并将大量拉丁文医学书转译成阿拉伯文。历史记载，公元 8 到 10 世纪，在巴格达、埃及、土耳其已有设备完善而且分科完整的伊斯兰医院，甚至在公元 705 年，巴格达就有专门照顾精神科病患的专科医院。

值得注意的是，上述医院的设立并非以营利为目的，而是由国家之力照顾贫苦无依的病患，即便到了中世纪后的欧洲，各国已四分五裂成为割据的城邦，医院仍是种慈善事业，但此时天主教会的影响力仍在，所以照顾这些病患的重任就落在僧侣与修女身上。就像法文的医院常被翻成"迪尤旅馆"（Hotel Dieu），其实是不太合适的，因为这些神职人员所经营的医院，除了给予病患治疗外，也提供朝圣者休息住宿，所以应该叫"上帝的庇护所"

（Hotel of God）才是。

你可能会问："既然早期成立的医院都是非营利的机构，那有钱人，甚至一般人想自费找有名的医师看病又是如何？"其实很简单，就是请医师"出诊"，亲自到你家看病。

也许你又会问："这种方式可能会不卫生，又不安全吧？那外科手术怎么办？"请不要忘了，消毒与麻醉都是19世纪中叶以后才有的观念。甚至在20世纪初期，只要愿意付大钱，外科医师就会拎着一箱器械，带着助手医师、护士与麻醉药，直接到病患的卧室进行手术，在那时可是高级的医疗外送服务！

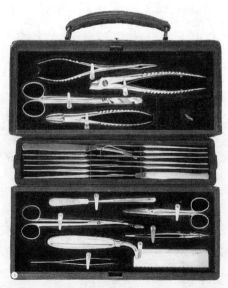

图47 医师外出手术的工具箱（图片来源：*Surgery: An Illustrated History*）

| Section 4. 杏林狂想曲 |

而今日营利型的私人医院开始于 1724 年的伦敦，是富有的商人托马斯·盖瑞（Thomas Guy）所创立的盖瑞医院（Guy's Hospital），之后同类型的医院如雨后春笋般在欧洲及美国成立。

从游民谈到早期医院的历史，是否会感到身在台湾的民众和中世纪以前的人是一样的？只不过我们更幸运，一张健保卡可刷遍台湾，只要你有闲工夫，想去哪家医院看哪位医师都不是问题；付不出钱还可以分期付款，甚至重大伤病可以免部分负担等，想想这么多好处，健保财政恶化是不言可喻，这不知是我们幸运抑或不幸？

"救护"的真意

2011年,我接受了马来西亚好友杰克森的邀请,代表振兴医院到马来西亚的诗巫(Sibu)、沙巴(Sabah)、吉隆坡等地,为医院做宣传,顺道替当地民众举办免费的医疗讲座。

那次的参访至今仍让我印象深刻,若问我为何会有如此的感觉,我想是由于台湾就医环境的便利性与廉价而来。

马来西亚目前基本的医疗保健虽然表面上是由国家负责,但其医疗资源相当有限,不只看专科门诊要等上一段很长的时间,没有立即生命危险的手术等个大半年也是家常便饭。

要是你不耐久候,在马来西亚就只有寻找私人院所一途——这通常代表一大笔花费。以冠状动脉阻塞疾病为例,接受一个支架置换的处置加上两天的住院,在一般中小型私人院所就必须支付将近台币15万元。因此,在马来西亚的民众,很多只能乖乖

| Section 4. 杏林狂想曲 |

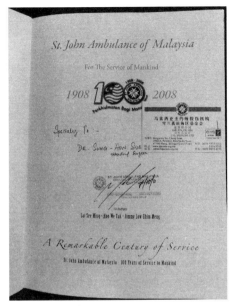

图48 作者获赠之马来西亚"圣约翰救伤队成立100周年"纪念书

等政府的医院安排就医时间。

另外一个值得我提出来分享的收获，就是我在杰克森的安排下，参观了一处非营利的医疗救护单位——圣约翰救伤队（Saint John Ambulance）。当时的营运长"拿督"杨金同先生，不只向我介绍了该组织目前运作的情况，也赠送了我一本马来西亚圣约翰救伤队创立100周年的纪念图书。

马来西亚曾是英国的殖民地，因此承袭了类似的非营利医疗救护组织，除了提供免费的紧急救护车辆接送病患到医院治疗，同时它也和台湾一些急救加护训练单位一样,免费提供民众一般的急救训练,给予不同等级的认证。

为何我会提到这段参访的历史?原因是某日我在报纸上看到下面这则新闻报道时,内心一直气愤难平,觉得有些民众的公德心太差,把消防队的救护车当成免费出租车来使唤,不只是浪费急救资源,有时甚至可能会影响到真正需要它的民众。

根据某报记者的报道,在中部有两位民众举止相当夸张。一位是住在台中市太平区四十多岁的男子,每次喝醉酒就打电话到119叫救护车,次数频繁到医院的工作人员都认识他,但每次到医院的急诊室检查之后,都没有任何异常的发现,让医疗人员大叹急诊资源浪费。

另一位住在神冈区的妇女也很过分,每每喝醉就要消防队的救护车载她去医院,而且在送医院的过程中很喜欢和救护员聊天,见到新来的工作人员还会询问是否认识她。有次救护员忘了替她戴上氧气罩,她竟会提醒救护员不要疏忽了标准作业程序。

上述两人随便滥用消防队救护车的自私行径,让我看了是火冒三丈。但是在火大之余,我的心中忽然泛起了一个疑问,于是开始整理起有关救护车的发展历史,很惊讶地发现,"圣约翰救伤队"这个组织,不只在救护车,还有在急救加护的公民训练上,有不可磨灭的贡献。

| Section 4. 杏林狂想曲 |

救护车一词在英语称为"ambulance"，源自于19世纪的法文，写作"Hôpital ambulant"，意即由马车拉动的野外（field）医院，而"ambulant"真正的词义源于拉丁文，是"走动"的意思。

虽然词是19世纪才出现的，但救护车的概念最早可追溯到公元9世纪在英国的盎格鲁－撒克逊（Anglo-Saxon）人。据说当时对于精神状况有问题的人与麻风病患者，会用车子将他们强制运送到特定的地方隔离起来，历史学家便依此认为是现代的救护车概念的雏形——这点和我们当今的作为还有些类似。虽然麻风病已脱离早期恐怖的印象，不需要再隔离，但目前若出现急性发作的精神病患者，消防队人员仍有义务强制将他们用救护车送到医院诊治。

不过真正救护车运送与救护病患的概念，是源自于1099年时十字军东征时期的耶路撒冷，由法国贵族杰拉德（Gerard）创办成立的"耶路撒冷圣约翰医院骑士团"（Sovrano Militare Ordine Ospedaliero di San Giovanni di Gerusalemme di Rodie di Malta，以下简称医院骑士团，也就是圣约翰救伤队要仿效创立的组织）。他在施洗者约翰教堂附近的教会医院成立这个组织，目的在照料到圣地的朝圣者与战斗中受伤的士兵。

因为朝圣者无私的付出让此组织迅速发展，最后教廷承认他们在耶路撒冷的领土与财产，允许他们无须缴纳什一税，更无须接受任何政权领导，只受教宗节制，让医院骑士团的规模越来越大，照护伤员的范围与能力也越来越大。

虽然没有详细的历史记载医院骑士团曾使用所谓的救护车将伤员送到医院，但以事实推测，一定有相关的救护车辆将伤员由战场送到医院里面，所以历史学家才会将医院骑士团的功劳在救护车的发展上记了一笔。

而真正历史上有记载的救护车，应该是在 1487 年的西班牙。当时的女王伊丽莎白对于军队相当照顾，丰厚的薪水待遇吸引到了不少他国人士加入，她还下令成立世界上第一座军事野战医院，在作战中受伤的士兵也有救护车运送，不过这种车子并非在作战期间就立刻将人员紧急送到医院救治，而是在战事结束后，将他们由战场上捡回来。可以想见，有很多士兵已死在战场。

若说到救护车与急救照顾的概念结合在一起，是 18 世纪拿破仑的首席外科军医多米尼克·杰·莱瑞（Dominique Jean Larrey）。当时拿破仑在战场使用的救护车是诺曼系统（Norman system）[①]，常常造成抢救不及，于是莱瑞对救治这些伤员提出了划时代的改革。

---

① 由单匹马所拉驮的简易载具。

| Section 4. 杏林狂想曲 |

　　莱瑞首先训练一批能在第一线急救的医疗人员，同时也采用和今日急救加护相同的概念——检伤分类来处置伤员。意即不分官阶，一律以受伤的严重程度来决定救治的顺序。他也发明了所谓的"Ambulance Voltanes"，英文称作"flying ambulance"（狂飙的救护车），让救护的马车能快速与舒适地奔驰在战场上运送病患，以免延误病患在战场救治的黄金时间。

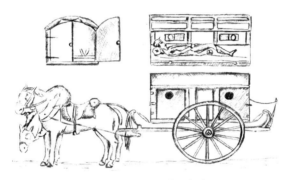

↗ 图 49　Ambulance Voltanes 之设计示意图

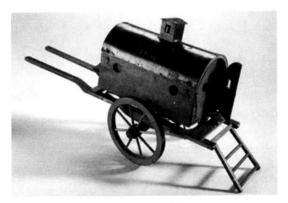

↗ 图 50　Ambulance Voltanes（图片来源：pinterest）

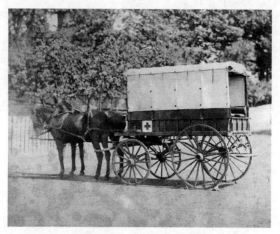

图 51　南北战争期间的四轮马车（图片来源：NMHM）

到了美国南北战争期间，莱瑞设计的两轮马车已无法承受运送大量伤员的需要，于是联邦军队的医师发明了以吕克尔（Rucker）将军为名的四轮救护马车"吕克尔救护车"（Rucker ambulance），以提高载运伤员的数量与舒适度。不仅如此，外科军医约瑟夫·巴尼斯（Joseph Barnes）也改良了伤员到达医院前的急救措施，让因为"战伤"而启动的急救照顾，成为有系统的治疗程序，不单只有救护及运送而已。

前面所说到有关救护车的历史发展，大抵都和战争脱不了关系。但说到救护车第一次替一般民众服务，应该出现在 19 世纪 30 年代的伦敦。

当时伦敦正为霍乱的肆虐所苦，《泰晤士报》对于运送病患

| Section 4. 杏林狂想曲 |

到医院的马车,有如下的记录:

> 治疗程序在病患一送上车就开始了,这样可以替他们争取治疗的时间;病患被这种快速治疗的方式送达医院,最主要是因为医院太少,而且彼此又相隔太远的关系。

这段 19 世纪伦敦救治霍乱的记载,清楚呈现了当时的救护车已不是只有单纯运送病患的服务而已。

那么是何时救护车才像今天医疗系统一样,依附在医院的服务与配置之下呢?这要首推 1865 年在美国俄亥俄州的辛辛那提总院(Cincinnati General Hospital),但是将这概念发扬光大的,却是 4 年后效法它的美国纽约贝尔维尤医院(Bellevue Hospital)负责人爱德华·道顿(Edward Dalton)医师。

道顿是一位前联邦军队的外科军医,当时就为纽约当地居民提供快捷而舒服的救护车服务,车上不仅有医疗设备,还提供吗啡与白兰地等止痛药物,而且道顿相信,救护车应提供定量化的快速服务。于是在他的要求下,每辆救护马车从被呼叫到出院服务,必须在 30 秒内完成,所以从 1870 年的 1401 次紧急出勤开始,到了 21 年后,贝尔维尤医院一年可提供 4392 次的紧急救护车出勤服务。

道顿创新的概念还不只如此。刚开始医院的救护车队里只是由受过基本救护训练的人员随侍，最后他更聘请专职的外科医师随着救护车出勤务，而且由医院训练这方面的外科医师，毕业后投入自家医院的救护车队，概念比现在的医疗制度还先进。

至于"圣约翰救伤队"，是在1887年于伦敦创立的。它之所以设立，目的是帮助那些下阶层的劳工受到职业伤害后，能够在最短的时间内送达医院治疗，以避免他们由于受到伤害不能及时医治而断送了日后养家糊口的能力。所以在成立前，圣约翰救伤队的工作人员早已投入普罗大众一般的急救（first-aid）训练，希望病患在救护车未到达前，能够有基本的自救能力。

救护车相关的历史回顾至此，大家也可看出端倪，随着汽车与更先进的仪器发明之后，救护车已经脱离了车辆的概念，任何交通工具都可以实践紧急运送与及时治疗病患，甚至跨国界、长距离的抢救病患，现在已不是什么稀奇的新闻了。

回顾前面所说的新闻报道，对台湾某些民众滥用消防队救护车的行径，我仍是十分愤慨。所以有人建议向这些过分、不懂珍惜的民众收取费用，我是举双手赞成。甚至将它立法而成民众必须遵守的法律条文，我认为也不失是个好方法。至于那些想讨好民众，认为消防队救护车可以跨县市送病患到大型医学中心就医

| Section 4. 杏林狂想曲 |

的首长,我更希望他们能对这些民众收取一定的费用,免得浪费了公共资源却毫不在意,要是因此影响真正需要救护车紧急施救的病患,那可是天大的罪过。

外科医师的条件

某次看门诊,由于病患人数众多,所以下午 2 点开始的门诊到了晚上 9 点才近尾声。当时我因为长时间工作,加上没有空吃晚餐,已经脑袋空空,精神不济,即使勉强正襟危坐,故作严肃状,可惜瞌睡虫却仍不定时袭来,造成哈欠连连,疲态毕露。

趁着前一位病患离开诊间,等待下一位患者进入的空当,我拿掉眼镜,赶忙用双手抹脸,跟着也打了个长长的哈欠,不料却让即将坐下的病患及家属完全看在眼里。我惊觉自己失态,赶忙止住哈欠,戴起眼镜,准备好替眼前的病人问诊。

病人是位老太太,由年轻的外孙陪伴,或许是因为等待看诊的时间过久,这位陪着外婆看病的年轻人一见面就有一大堆问题。

"医师,看诊很辛苦,很累哦?"

Section 4. 杏林狂想曲

"还好,还好,今天病人是多了点儿!"

"医师,你的近视度数很深是吧?"

"还好,还好,才五六百度而已……婆婆……"

我敷衍回答这位好奇宝宝,正打算询问他外婆的病况时,没想到他又问道:

"医师,是不是随便什么人都可当外科医师,不然你近视度数这么深,怎么能看得很精准……"

好奇宝宝的问题非常尖锐,连他的外婆最后也不得不出来打圆场,斥责自己外孙的突兀与无礼,才结束了这段家属与医师之间无厘头的问答。

确实,在医学院的教育里,并没有对外科医师的条件有任何限制,大抵只要能顺利毕业,有勇气克服血腥味与切割、缝合人体的恐惧,就可以接受训练,成为一名外科医师。

但是否能真正成为"可以执业"的合格外科医师,其实还要通过层层关卡与考验。

以心脏外科医师的养成为例,从医学院毕业后,首先必须接受4年的一般外科养成训练。在这段时间内,要轮流到各个外科修习基本功,像学徒般观摩并学习各外科的基本技能,避免训练偏颇局限于某个单一外科的领域,变成只会从事某一疾病治疗的井底之蛙。

4 年的一般外科训练之后，还必须接受"外科专科医师"的鉴定考试。通过这一资格的判定，接下来两年的心脏外科次专科训练资历才能列入记录，否则不能接受日后的专科医师考试。

所以，要成为一位国家认可的心脏外科专科医师，从进入医学院就读开始，至少得再花 13 年的时间，而且这还只是入心脏外科的门票而已，离真正成为有经验的心脏外科医师，还得视个人资质而定，再磨炼一段时间。

所以，13 年往往是不够的，有时因为重修，医学院多读了一两年；有时男生因为兵役问题，又浪费了两年光景；如果两个专科医师的考试又因为准备不周而有所延误，那又不知要耗费多少岁月。

不只是心脏外科的训练是如此严谨与按部就班，其他外科系的专科医师（如整形外科、神经外科）也是如此，所以合格的外科医师并不像那位好奇宝宝口中所说的"随便什么人都可以当的"，至少当今讲究实证医学与实事求是的时代，当外科医师绝对不是一蹴而就的。

不过，那位好奇宝宝的问题，却也引起了我的思考：

"要成为一位外科医师，需要有什么条件和特质？"

搜寻历史的脉络，似乎可以给我们一些参考的资料。例如在早期古罗马帝国时代，一位百科全书的作者塞苏斯（Celsus）对

| Section 4. 杏林狂想曲 |

于外科医师的条件，有下面这样的描述：

一位外科医师应该是 20 出头的年纪，或者不能太老；必须要有一双快捷、稳定、不会随便抖动的手，而且左右手的技巧不可以相差太多；要有精明而且准确的视力；看起来要不怕厌烦，而且对于所治疗的病患要充满热忱，不会因为病患的哭闹导致匆促行事；对于病灶的切除，要能恰如其分……

这是外科学不发达的年代所下的结论，其中除了年纪与视力之外，大抵也是现今的时代成为一个外科医师必须有的条件。但是我觉得除了上述的特质之外，成为一个外科医师还有两个条件非常重要，一个是自信，一个是毅力。

外科医师绝对是有自信的人，这种自信是对专业绝对的信任，相信自己可以精确与完美地从事手边的医疗业务，相信自己可以完全胜任。

因此，大部分的外科医师往往让病患看起来有些刚愎自用，有时也会让人觉得近乎自负——请不要怪外科医师会有这种表现，因为"刚愎自用"与"自负"是需要时间与经验的累积，是成于中而形于外的结果。

所以，当你遇到外科医师在处理病情时唯唯诺诺，对于你的询问多以"大概"、"或者"、"也许是"模棱两可的态度回答时，建议你另谋其他外科医师的帮助，眼前这位没有自信的外科医师可能无法胜任。

自信的外科医师有时会很自负，往往只相信自己。如同日本漫画《怪医黑杰克》里的主角，不仅是讲话自满而已，甚至有时候还会替自己开刀。

而这种自负到"替自己手术"的外科医师，如果你以为只是漫画里的夸张情节，那你可能就见识短浅了。历史上，有很多外科医师替自己手术，而下面我要介绍的这位医师，还做了不止一次。

这位大名鼎鼎的外科医师是美国的伊凡·欧尼尔·肯恩（Evan O'Neill Kane），他的父亲是美国南北战争的名将托马斯·雷普·肯恩（Thomas Leiper Kane），同时也是美国宾州肯恩城的创建者。

伊凡医师一共替自己施行了三次手术。在1919年，他替自己受感染的手指完成了截肢手术；两年之后，在局部麻醉帮忙下，他再次凭意志力，为自己完成了阑尾切除术，令人讶异的是，手术后隔天他就返家休息了。

伊凡让人叹为观止的行为还不仅上述两次。在1932年，70岁高龄的伊凡又替自己开了腹股沟疝气（Inguinal hernia）的手术，

| Section 4. 杏林狂想曲 |

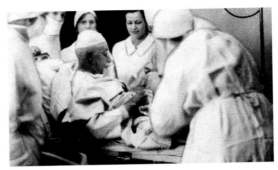

图52　伊凡·欧尼尔·肯恩自己动手术（图片来源：《美国内科医学会杂志》）

当然这次的手术也是在局部麻醉下完成的，共历时 1 小时 55 分钟，而且在手术后 36 小时，他又返回自己热爱的手术室工作。

伊凡医师的自信或许不能作为所有外科医师的代表，但是他这种自负是可以理解的——它来自外科医师对自己能力的自豪与肯定。

外科医师的另一个条件，我认为他要有"毅力"，就是要从头到尾、有条不紊地将手术完成的持续力。因为在手术中任何一个阶段放弃，其成效就是零。这种从头到尾贯彻到底的执行力，就是孙中山先生所说的"做大事"的精神。

我曾经参与了好几次考验毅力的开心手术，其中最难忘的是超过 30 小时的马拉松式手术。

病人是"胸、腹主动脉剥离"（thoracoabdominal aortic dissection）的患者，需要接受一长段主动脉血管的置换手术。这样的病人可怕之处在于血管非常脆弱,所以手术的成败不仅取决于要尽量地将病变的血管置换掉,同时也要能将手术的时间控制得越短越好,避免因为使用体外循环的时间过久造成术后不易止血。

虽然医疗团队心里知道要尽量缩短开刀的时间,但可惜的是患者病变的血管范围太大,所以还是花了十几个小时才勉强完成手术。如同前面所述,太长的体外循环使用时间,让病患血球破坏非常厉害,导致最后止血、缝合伤口的工作,变得更加困难。

接下来的十几个小时,手术台上演的是"止血"与"输血"的拉锯战,在输了将近20000cc的鲜血之后,病患才好不容易离开手术室,送至加护病房照顾。

这种需要极大的耐力与毅力的考验,并非是心脏外科特有,任何一个棘手的外科手术,都可能会遇到前述的状况。如果外科医师没有毅力,在中间任何一个阶段放弃的话,病患肯定是没有治愈机会的。这也无怪乎我会把"毅力"放在外科医师的条件里,因为有着不放弃与坚持到底的精神,才能成就一位称职的外科医师。

所以,当你看到下面这则故事,就可以了解为何其中的主角是外科医师了。

2001年,64岁的美国史坦福医院(Stamford Hospital)退休外科医师雪曼·布尔(Sherman Bull),在经过5次的尝试之后,终于和自己的儿子布莱德(Brad)登上了世界第一高的珠穆朗玛

| Section 4. 杏林狂想曲 |

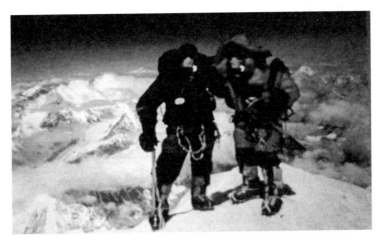

图53　雪曼医师与儿子登上圣母峰的照片（图片来源：www.ctpost.com）

峰。虽然不是空前的纪录，却也立下了一个新的里程碑——他是当时以"最高龄"登上世界第一高峰的登山客[1]。如果没有外科医师的训练与磨炼，我想雪曼医师不会历经4次失败仍坚持达成自己的梦想。

分享了某位好奇宝宝无礼的问话，也借此引经据典提出我对外科医师的条件的看法。虽然文中历史的故事不免过于特立独行，但不容否认，我心里的呐喊是正确的：

"外科医师不是随便什么人说说就可以当的呀！"

---

[1]　目前的纪录是2013年日本人三浦雄一郎，以80岁的高龄三度成功登顶。